HEILEN MIT
HOMÖOPATHIE
UND HEILPFL...

SEIT ÜBER
200 JAHREN
MEDIZINISCH
ERPROBT

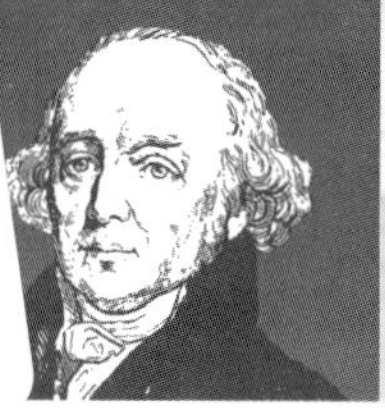

Beate Rossbach

Natürlich geheilt durch Homöopathie

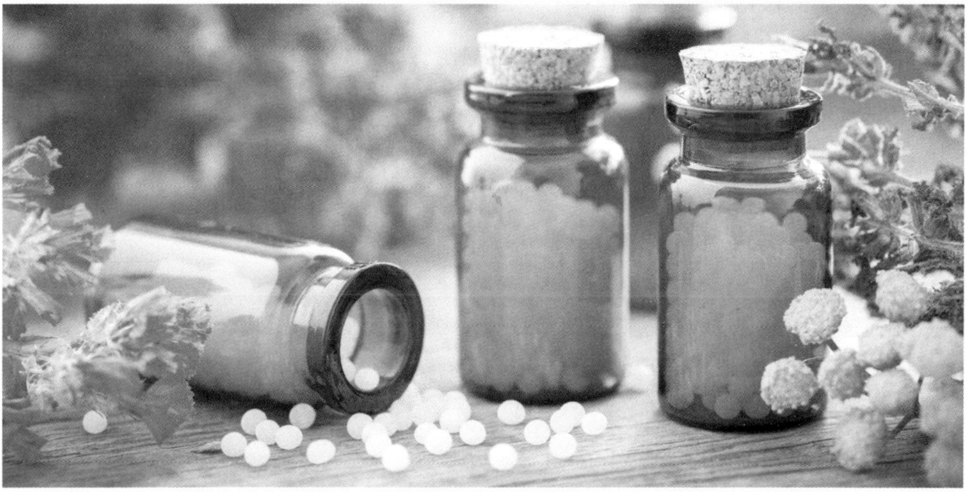

Aktivieren Sie Ihren inneren Heiler durch die Stärkung der körpereigenen Abwehrkräfte

SONDEREDITION

HEILEN MIT
HOMÖOPATHIE
UND HEILPFLANZEN

IMPRESSUM

Herausgegeben von: maxLQ, einem Unternehmensbereich der FID Verlag GmbH, Koblenzer Straße 99, 53177 Bonn, www.fid-gesundheitswissen.de

1. Auflage 2019

Herausgeber: Daniela Birkelbach

Autorin und Redaktion: Beate Rossbach (v.i.S.d.P.)

Lektorat: Gernot Beger

Satz & Layout: BrunisArt.de

Bildnachweis: fotolia; Seite 54: Gudjons GmbH & Co. KG

Titelfoto: Natallia Khlapushyna, 123rf.com

Druck: HMM TIM d.o.o., 1241 Kamnik, Slowenien

ISBN: 978-3-95443-168-7

Druckcode: HHH-PR-NGH-1-19

Haftungsausschluss:

Alle Beiträge wurden mit Sorgfalt recherchiert und überprüft. Dennoch erfolgen alle Angaben ohne Gewähr. Weder die Autorin noch der Verlag können für die Angaben in diesem Buch eine Haftung übernehmen. Die hier veröffentlichten Gesundheitsinformationen und Tipps können eine ärztliche Beratung und Betreuung nicht ersetzen.

Ihre Meinung ist uns wichtig!

Haben Sie Fragen oder Anregungen zu diesem Buch? Dann schreiben Sie uns:

FID Gesundheit, Leserservice *natur & gesundheit*, Koblenzer Str. 99, 53177 Bonn

beate.rossbach@fid-verlag.de

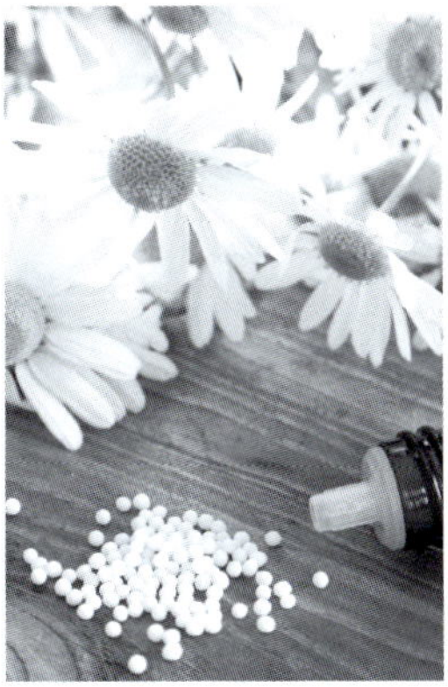

Teil I

Teil II

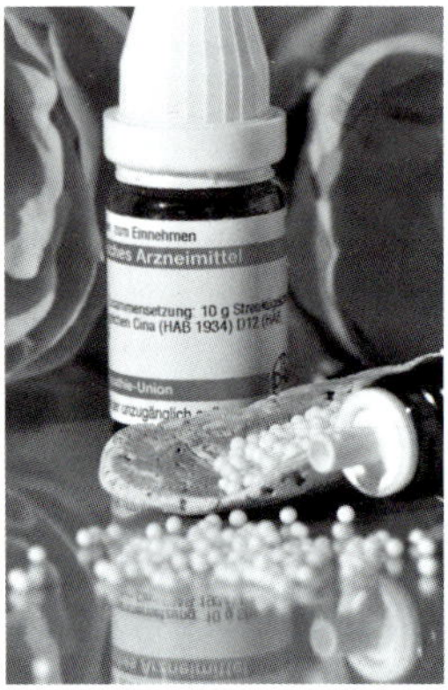
Arzneimittel

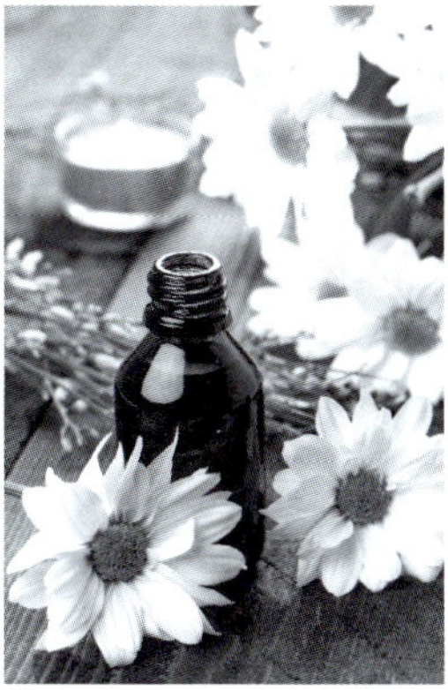

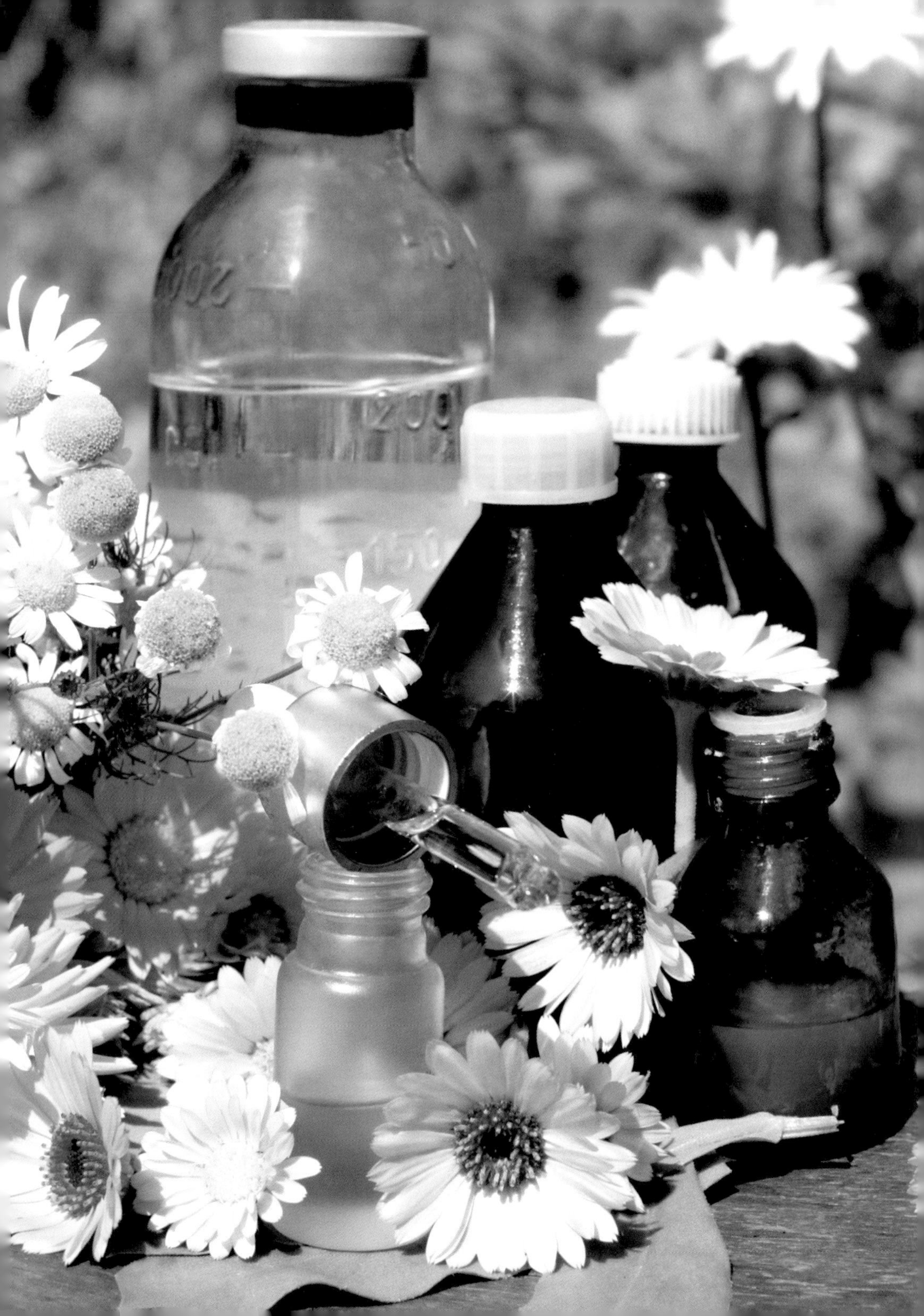

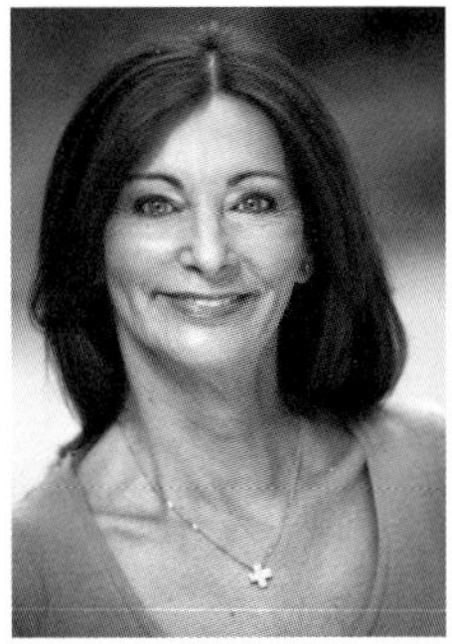

Beate Rossbach

Liebe Leserin,
lieber Leser,

wahrscheinlich sind Sie es gewöhnt, von Ihrem Arzt ein Medikament verordnet zu bekommen, das Ihre gesundheitlichen Probleme für eine gewisse Zeit beseitigt. All diese „Anti-Pillen“ wie Antihistaminika, Antibiotika, Antidepressiva, Antirheumatika etc. befreien Sie zwar für ein paar Stunden von Schmerzen und anderen Beschwerden – das Problem lösen können sie aber nicht. Das kann nur einer: Ihr innerer Heiler. Diese mächtige Selbstheilungskraft ist in der Lage, alle Lebensvorgänge in Ihrem Organismus zu stabilisieren, zu harmonisieren und Sie gesunden zu lassen. Von Grund auf und ganz ohne Nebenwirkungen.

Sie sind neugierig geworden und möchten wissen, wie Sie denn diesen Heiler auf den Plan rufen können? Ich verrate es Ihnen gerne: Das können Sie mit Hilfe der Homöopathie. Denn diese seit über 200 Jahren anerkannte eigenständige Form der Medizin tut genau das. Sie gibt Ihnen, wenn das Mittel richtig gewählt ist, die Energie, die Ihrem inneren Heiler fehlt, um aktiv werden zu können.

Es ist mir daher ein Bedürfnis, Sie an meinen Erfahrungen teilhaben zu lassen. Gehen Sie mit mir auf eine kleine „Entdeckungsreise“ und lesen Sie, worauf die Wirksamkeit der Homöopathie beruht. Lernen Sie die wichtigsten homöopathischen Mittel kennen und erfahren Sie, wie Sie sich bei Alltagsbeschwerden sicher und ohne schädliche Nebenwirkungen homöopathisch helfen können. Vielleicht sind ja auch Sie bald genau so begeistert wie ich von den heilenden Kräften der Homöopathie.

Ihre

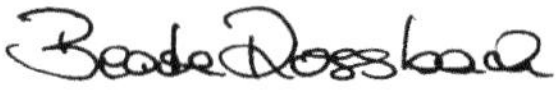

Beate Rossbach
Heilpraktikerin
Chefredakteurin *Heilen mit Homöopathie und Heilpflanzen*

Die Grundlagen der Homöopathie

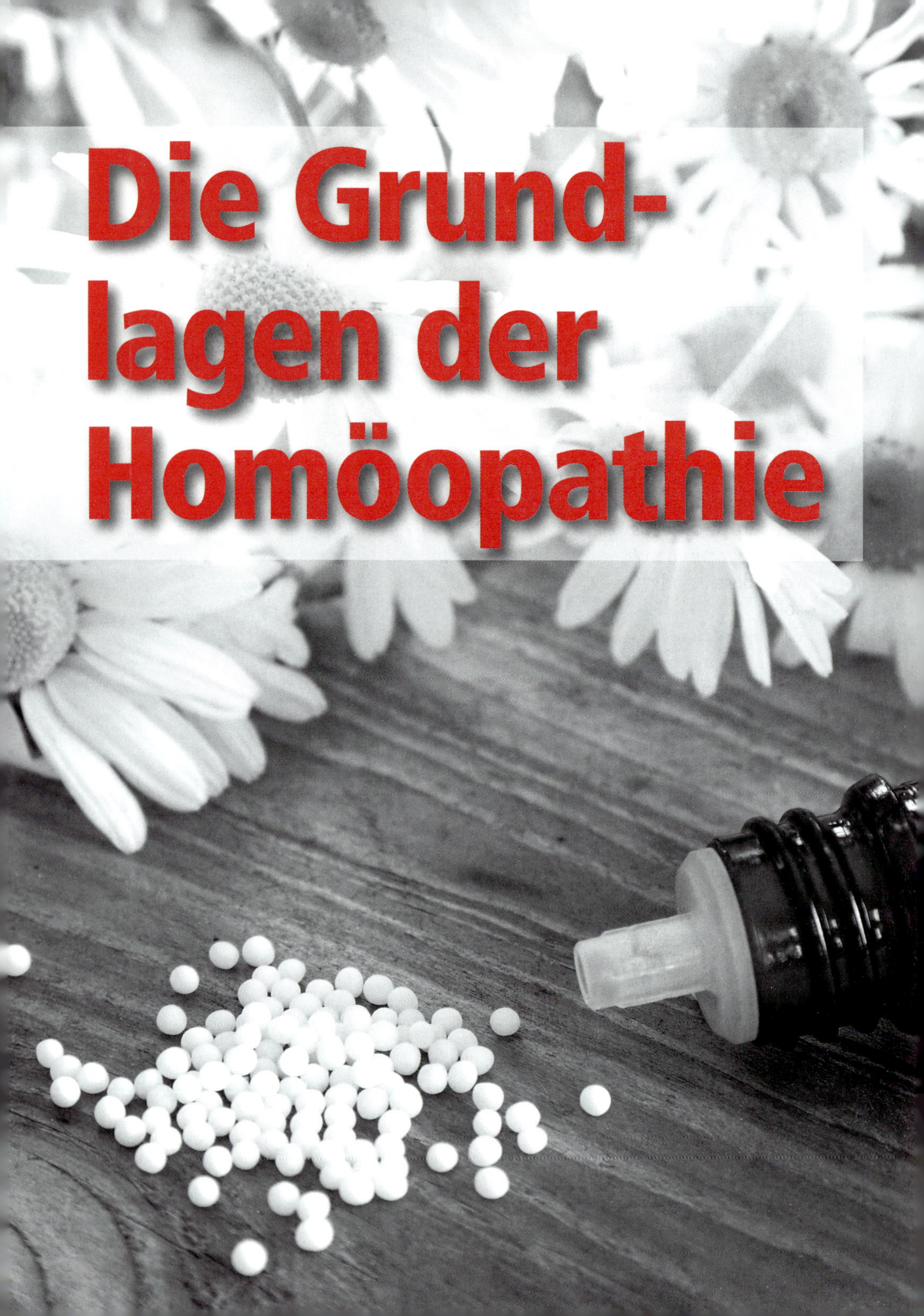

Wie alles begann

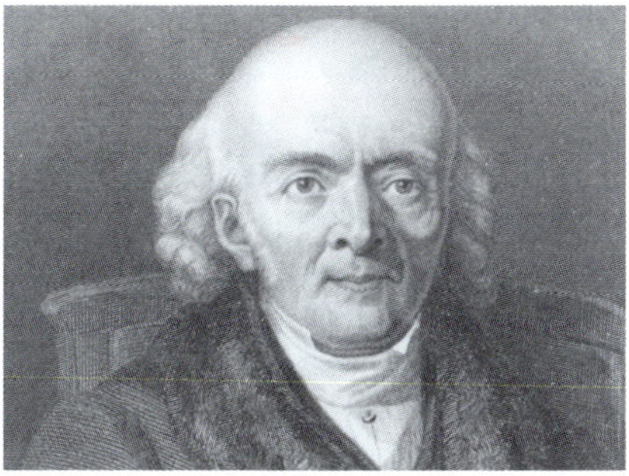

Der Vater der Homöopathie ist der deutsche Arzt, Apotheker und Wissenschaftler Samuel Hahnemann. Er wurde am 10. April 1755 in Meißen geboren und wuchs in ärmlichen Verhältnissen auf. Obwohl sein Vater nur ein einfacher Porzellanmaler war, bekam er als begabter Junge ein Stipendium für die Fürstenschule, die er erfolgreich absolvierte.

Nach seinem Studium der Medizin ließ Hahnemann sich im Jahr 1780 als Landarzt nieder. Um sein Einkommen aufzubessern, übersetzte er nebenbei medizinische Bücher aus dem Englischen ins Deutsche. Dabei entdeckte er im Buch eines schottischen Arztes ein Kapitel über Chinarinde, das nicht nur sein Leben verändern, sondern auch der Medizin eine vollkommen neue Richtung geben sollte. Der schottische Arzt empfahl in dem Buch, zur Heilung von Malaria Chinarinde einzunehmen.

Das fand Hahnemann seltsam, denn als studierter Apotheker konnte er sich die heilende Wirkung der Chinarinde bei Malaria nicht erklären.

Die Geburtsstunde der Homöopathie: Ein Selbstversuch

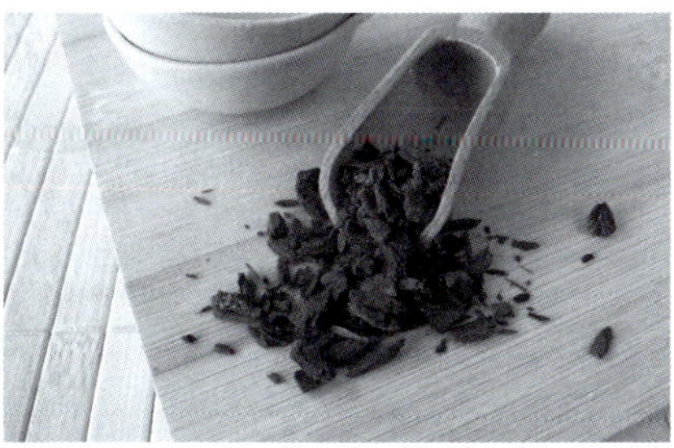

Wissbegierig wie er war, beschloss Hahnemann, der Sache auf den Grund zu gehen. Er fasste den Entschluss, die Wirkung der Chinarinde an sich selbst auszuprobieren. Ein paar Tage lang nahm er immer wieder eine kleine Menge der Rinde ein, beobachtete sich dabei genau und protokollierte all seine Reaktionen.

Zu seinem Erstaunen entdeckte Hahnemann, dass er jedes Mal, wenn er die Substanz eingenommen hatte, ganz ähnliche Symptome bekam, wie er sie von seinen Malaria-Patienten kannte – obwohl er gar nicht an dieser Krankheit litt. Einige Stunden später verschwanden die Beschwerden von ganz allein wieder, kehrten aber stets wieder zurück, wenn er die nächste Dosis einnahm.

Die erste Säule: Arzneimittelprüfung am Gesunden

Nun wollte Hahnemann dieses seltsame Phänomen ergründen und begann, die Chinarinde an anderen gesunden Menschen zu testen.

Hahnemann gab seinen Freunden und seiner Familie ebenfalls jeweils eine kleine Dosis Chinarinde. Und auch sie reagierten wie er mit malariaartigen Beschwerden auf die Einnahme.

Diese Reaktionen löste die Chinarinde aus:
- Frösteln
- Schläfrigkeit
- Herzklopfen
- Röte der Wangen
- Steifheit der Gelenke
- Kopfschmerzen

Diese Beschwerden waren so typisch für das Wechselfieber Malaria, dass Hahnemann sicher war, ein neues Grundprinzip der Medizin entdeckt zu haben. Es schien so zu sein, dass ein Arzneimittel und eine Krankheit, die dieselben Beschwerden hervorrufen, sich gegenseitig aufheben.

Und tatsächlich: Durch seinen in die Medizingeschichte eingegangenen Selbstversuch hatte Hahnemann die erste Arzneimittelprüfung am Gesunden gemacht. Damit war der Grundstein für ein völlig neues Heilverfahren gelegt, das der damaligen medizinischen Praxis vollkommen widersprach. Es sollten also nicht mehr die Symptome einer Erkrankung mit allerlei Mittelchen unterdrückt werden, vielmehr sollten die Beschwerden durch die Gabe einer Substanz, die dieselben Beschwerden auslösen kann, aufgehoben werden.

Weitere Selbstversuche bestätigten das Prinzip

In den folgenden Jahren prüfte Hahnemann weitere Substanzen in Selbstversuchen an sich selbst und anderen, um sicher zu sein, dass seine Entdeckung allgemeine Gültigkeit hatte. Dabei stellte er fest, dass er tatsächlich ein neues medizinisches Prinzip entdeckt hatte. Es war die zweite Säule, auf der die homöopathische Medizin aufgebaut ist. Hahnemann nannte dieses homöopathische Grundgesetz „similis similibus curentur“, was auf Deutsch „Ähnliches soll mit Ähnlichem geheilt werden“ heißt. Homöopathen nennen diese Regel heute das Ähnlichkeitsgesetz, das die wichtigste Voraussetzung für die richtige Mittelwahl ist.

Die zweite Säule: Das Ähnlichkeitsgesetz

Sechs Jahre lang prüfte Hahnemann die verschiedensten Substanzen an gesunden Menschen – dann war er sich sicher. 1796 veröffentlichte er daher seinen berühmten Aufsatz „Versuch über ein neues Prinzip zur Auffindung der Heilkraft der Arznei-Substanzen“. Darin erklärte er seine neue Entdeckung als eine Art „Kunstkrankheit“, die das richtig gewählte Mittel auslösen und die der eigentlichen Krankheit sehr ähnlich sein müsse. Durch diesen Reiz würden die Selbstheilungskräfte so angeregt, dass die ursprüngliche Erkrankung ausheilen kann.

Nach diesem Ähnlichkeitsprinzip nannte Hahnemann sein neu entdecktes Heilverfahren „Homöopathie“, das sich aus den griechischen Wörtern „homöo“ = ähnliches und „pathos“ = Leiden zusammensetzt.

Am besten verstehen Sie dieses Prinzip, wenn Sie sich vorstellen, wie Sie eine Zwiebel schneiden.

Beim Zwiebelschneiden

- müssen Sie weinen,
- brennen Ihre Augen,
- läuft Ihre Nase.

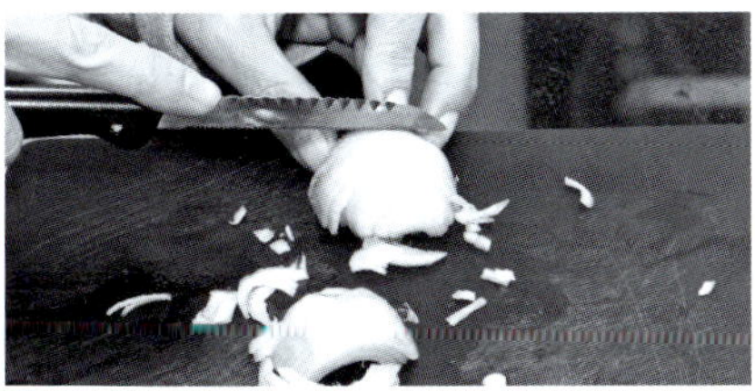

Das ist die Kunstkrankheit, die das aus der Zwiebel hergestellte homöopathische Mittel Allium cepa auslösen kann. Dieses Mittel wird Ihnen daher helfen, wenn Sie einen Schnupfen mit den oben geschilderten Beschwerden haben. Ab Seite 34 erfahren Sie, welche Beschwerden die häufigsten homöopathischen Mittel am gesunden Menschen auslösen und welche Krankheiten sie daher heilen können.

Am Anfang testete Hahnemann nur Ursubstanzen

Zu Beginn seiner Forschungen experimentierte Hahnemann noch mit den ursprünglichen, unverdünnten Substanzen. Viele der zur damaligen Zeit gebräuchlichen Heilmittel waren jedoch – wie beispielsweise Arsen – hoch giftig. Zwar besserten sich die Beschwerden nach der Einnahme des Mittels, doch zunächst durchlitten alle Patienten eine Verschlechterung durch die toxische Wirkung der Substanzen.

Die dritte Säule: Das Potenzieren

Um die anfängliche Verschlechterung durch die Giftwirkung auszuschalten, begann Hahnemann, die giftigen Stoffe mit Alkohol zu verdünnen.
Dabei ging er in zwei Schritten vor: Er vermischte die Ausgangssubstanz mit dem Alkohol durch heftiges Schütteln und schlug das Fläschchen mit dem Gemisch bei jeder Schüttelbewegung auf eine harte Lederunterlage. Zu seiner Verwunderung wurden die Erstverschlimmerungen seiner Patienten auf das Mittel durch das Verdünnen und Verschütteln nicht schwächer, sondern teilweise sogar noch heftiger. Gleichzeitig setzte die heilende Wirkung jedoch schneller ein. Die eigentlich schwächeren Mittel schienen also eine stärkere heilende Kraft zu besitzen als die reine Substanz.

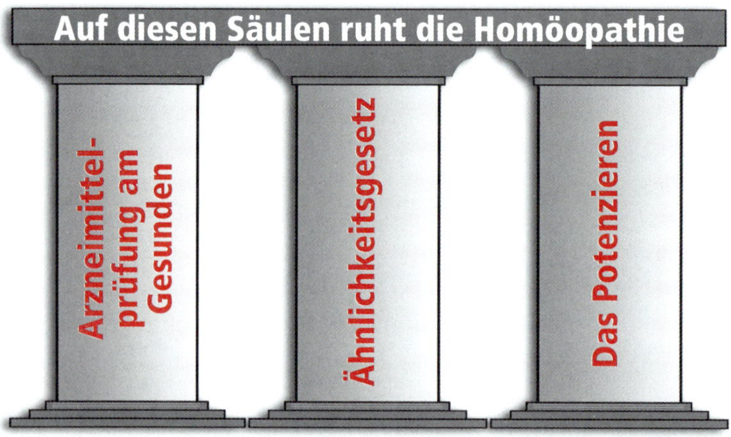
Auf diesen Säulen ruht die Homöopathie
Arzneimittel-prüfung am Gesunden
Ähnlichkeitsgesetz
Das Potenzieren

Nicht die Materie, sondern die Energie hat die Heilkraft

Hahnemann war überzeugt, dass erst durch den Prozess des Verdünnens und Verschüttelns die heilende Energie aus der Materie freigesetzt würde, und nannte diesen Vorgang daher „Potenzieren“. Dieser Begriff leitet sich von dem lateinischen Wort „potentia“ ab, was so viel wie „Kraft“ oder „Stärke“ bedeutet. Ebenso zufällig wie das Ähnlichkeitsprinzip hatte Hahnemann damit die dritte Säule der Homöopathie entdeckt.
Von nun an begann Hahnemann mit immer stärkeren Verdünnungen zu arbeiten, in denen kein einziges Molekül der Ausgangssubstanz mehr enthalten war. Genau hier setzt die Kritik der Homöopathie-Gegner an, die die Heilkraft der Energie ohne jede stoffliche Substanz bezweifeln.

Homöopathie ist Informationsübertragung

„Ein Stückchen Würfelzucker im Bodensee gelöst – und das soll helfen?" Das ist ein beliebter Satz bei allen, die der Homöopathie kritisch gegenüberstehen. Doch die starke Verdünnung hilft tatsächlich, denn sie gibt dem Körper genau die Energie, die er benötigt, um seine Selbstheilungskräfte zu aktivieren.

Die Quantenphysik macht es sichtbar

Dass Hahnemann mit seiner Vermutung, dass erst durch das Potenzieren die Energie aus der Materie freigesetzt würde, Recht hatte, kann heute die moderne Quantenphysik bestätigen. In beeindruckenden Aufnahmen sieht man, dass in Wasser gelöstes Kochsalz je nach seinem Verdünnungsgrad vollkommen andere Strukturen bildet als das reine Salz. Das bedeutet, dass es einen gewaltigen energetischen Unterschied gibt zwischen einem Teelöffel Salz in einem Liter und einem Teelöffel Salz in tausend Litern Wasser.

Wie analysiert man ein Telefonbuch im Labor?

Manche Dinge kann man allerdings bis heute noch nicht messen. Stellen Sie sich bitte einmal ein Telefonbuch vor. Wenn Sie es im Labor analysieren ließen, würden Sie eine Menge unwichtiger Dinge finden: Leim, Druckerschwärze, Papier etc. Aber das Wichtigste, was Ihnen ein Telefonbuch bietet, lässt sich chemisch und physikalisch nicht analysieren: die Information, welche Rufnummer ein Mensch hat!

Genauso wie das Telefonbuch gibt das homöopathische Mittel Ihren kranken Körperzellen eine Information. Doch nur mit dem richtigen Mittel, nach dem Ähnlichkeitsprinzip bestimmt, wird auch die richtige Information übertragen: jene Information, die Ihr Körper braucht, um heilen zu können. So wie Sie ein Schloss nicht mit jedem beliebigen Schlüssel aufschließen können, wird auch nur das genau zu Ihren individuellen Beschwerden passende Mittel Ihre Selbstheilungskräfte mobilisieren. Wenn das Mittel nicht richtig gewählt war, findet keine Informationsübertragung statt und damit auch keine heilende Wirkung.

Aber nicht nur das Ähnlichkeitsprinzip will beachtet werden – es kommt auch auf die richtige Potenz, d. h. den Grad der Verdünnung, an, damit Sie die passende Energie bekommen. Man sagt, das Mittel muss wie bei einem Sender und Empfänger auf „Ihrer Frequenz" schwingen. Nur dann empfangen Sie die richtige Information.

Die Rolle der Lebenskraft

Hahnemann war davon überzeugt, dass es nicht Bakterien oder Viren sind, die einen Menschen krank werden lassen. Er glaubte vielmehr, dass es eine Energie im Körperinneren gibt, die für Gesundheit oder Krankheit verantwortlich ist. Diese Lebenskraft nannte er „Dynamis". Er übernahm diese Vorstellung von Aristoteles, der schon im Altertum davon ausging, dass jeder Mensch eine nicht materielle Lebenskraft besitzt. In seinem Lehrbuch „Organon der Heilkunst" beschrieb Hahnemann diese Kraft so:

> *„Im gesunden Zustand des Menschen waltet die geistartige als Dynamis den materiellen Körper belebende Lebenskraft unumschränkt und hält alle seine Teile in bewunderungswürdig harmonischem Lebensgange ..."*
>
> *Organon § 9*

Daher ging Hahnemann davon aus, dass jede Krankheit im Grunde nichts anderes als eine Verstimmung dieser energetischen Kraft ist. Das formulierte er in seinem Lehrbuch wie folgt:

> *„Einzig die krankhaft gestimmte Lebenskraft bringt die Krankheiten hervor, so daß die unseren Sinnen wahrnehmbare Krankheitsäußerung ... die ganze krankhafte Verstimmung der inneren Dynamis ausdrückt und die Krankheit zu Tage legt."*
>
> *Organon § 12*

Auch die großen Homöopathen des 20. Jahrhunderts wie Georgos Vithoulkas und Alfons Geukens sehen Krankheit als eine Störung der Selbstregulation des Körpers und definieren die Homöopathie daher als eine Regulationstherapie.

Aus dieser Sicht vollzieht sich ein echter Heilungsprozess nur dann, wenn es gelingt, die Lebenskraft umzustimmen, und gerade nicht durch ein bloßes Unterdrücken der Beschwerden, die die Krankheit mit sich bringt. Das ist ein wesentlicher Unterschied zur Schulmedizin, die ihre Aufgabe darin sieht, krankhafte Körperfunktionen wieder herzustellen, indem sie auf der materiellen Ebene arbeitet und die Symptome in den Vordergrund stellt. Die Homöopathie hingegen leitet Genesung auf der energetischen Ebene ein.

Das war zu Hahnemanns Zeiten revolutionär – heute gibt es bereits eine Reihe von Therapieformen, wie etwa die Akupunktur, die mit der Beeinflussung von Energiebahnen arbeiten.

Der Herstellungsprozess der Mittel

Homöopathische Arzneimittel können sowohl aus dem Tier- oder Pflanzenreich als auch aus Mineralien oder Krankheitserregern wie Eiter und Bakterien gewonnen werden. Die entsprechende Ausgangssubstanz wird zwei bis vier Wochen lang in ein Alkohol-Wasser-Gemisch eingelegt und anschließend ausgepresst. Auf diese Weise erhält man die so genannte Urtinktur, die anschließend in unterschiedlichen Schritten verdünnt wird.

So entsteht ein homöopathisches Mittel

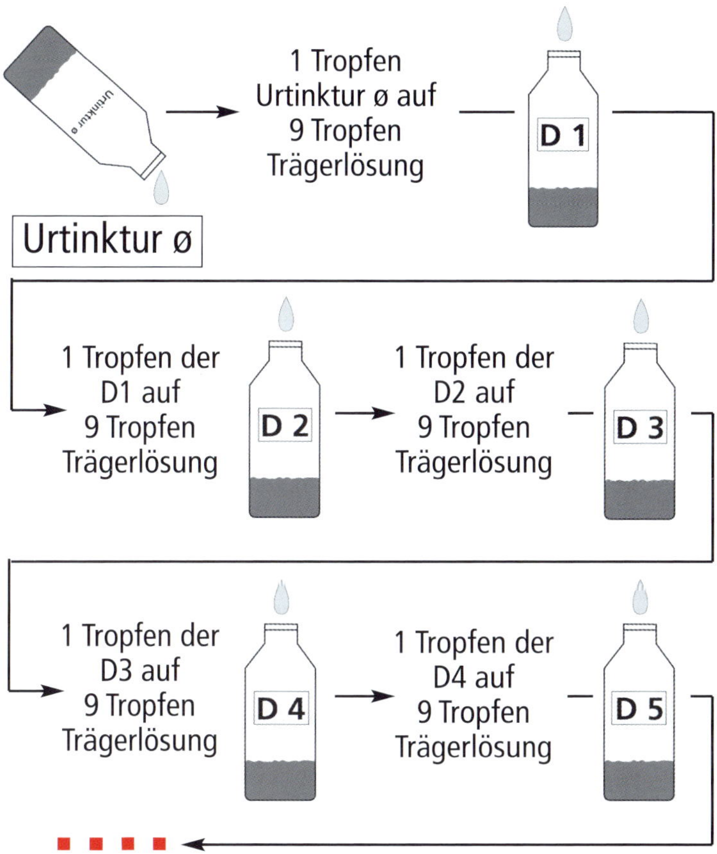

D-Potenzen werden im Verhältnis 1 : 10, also in Zehnerschritten, verdünnt. Die Potenz D5 entspricht also der fünften Verdünnungsstufe.

Warum es so viele verschiedene Potenzen gibt

Jede Potenzierung hat ihre ganz eigene energetische Wirkung. Dabei kann man generell sagen, dass paradoxerweise die Energie umso stärker ist, je stärker die Urtinktur verdünnt wurde. Denn in den niedrigen D-Potenzen ist bis zur Potenz D6 durchaus noch Materie nachweisbar – die C-, M- und LM-Potenzen enthalten hingegen nur noch energetische Informationen. In jeder dieser Potenzen kann eine Verdünnungsreihe bis hin zur tausendsten oder noch höheren Verdünnung hergestellt werden.

Das sind die Eigenschaften der einzelnen Potenzen:

D-Potenzen

- D bedeutet dezimal und ist eine Verdünnung im Verhältnis 1:10
- werden als Tiefpotenzen bezeichnet
- arbeiten vor allem auf der körperlichen Ebene
- die gebräuchlichsten Stärken D4 und D6 enthalten noch Ursubstanz
- wirken nur ein paar Stunden lang und müssen öfter wiederholt werden
- sind gut geeignet bei akuten Beschwerden

C-Potenzen

- C steht für centesimal, hier liegt die Verdünnung im Verhältnis 1:100 vor
- werden ab der C30 als Hochpotenzen bezeichnet
- arbeiten auch im seelischen Bereich
- enthalten keinerlei nachweisbare Ursubstanz mehr
- wirken lange und tiefgreifend und werden in der Regel nur einmal gegeben
- sind angezeigt bei chronischen oder länger bestehenden Beschwerden

M-Potenzen

- M-Potenzen sind im Verhältnis 1:1.000 verdünnt
- sind immer Hochpotenzen
- arbeiten im seelischen und geistigen Bereich
- wirken sehr tiefgreifend
- werden vor allem in der konstitutionellen Behandlung eingesetzt

LM-Potenzen

- heißen auch Q-Potenzen und sind im Verhältnis 1:50.000 verdünnt
- zählen zu den Hochpotenzen
- wirken sehr sanft und rufen keine Erstreaktion hervor
- haben nur eine kurze Wirkdauer und müssen mindestens einmal täglich eingenommen werden

Homöopathische Mittel und ihre Dosierung

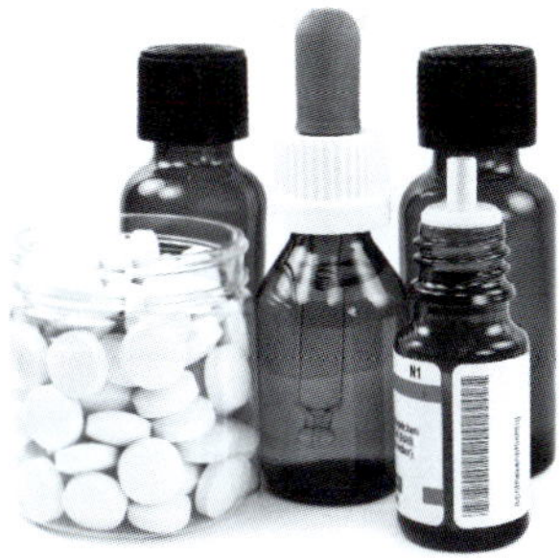

Für die Verarbeitung der potenzierten Urtinkturen zum homöopathischen Arzneimittel gibt es verschiedene Möglichkeiten. Am bekanntesten sind sicherlich die **Globuli**. Dabei handelt es sich um kleine Milchzuckerkügelchen, die mit der potenzierten Lösung besprüht werden. Als Globuli erhalten Sie sowohl Hoch- als auch Tiefpotenzen.

Tiefpotenzen wie etwa D4 oder D6 können Sie auch als kleine **Tabletten** kaufen, die wie die Globuli aus Milchzucker bestehen. LM-Potenzen werden am besten in Form von **Tropfen** eingenommen, die aus einer alkoholischen Lösung bestehen. Wenn Sie aus gesundheitlichen Gründen keinen Alkohol zu sich nehmen dürfen, können Sie auch auf LM-Potenzen in Globuli-Form ausweichen.

Warum mehr Globuli nicht stärker wirken

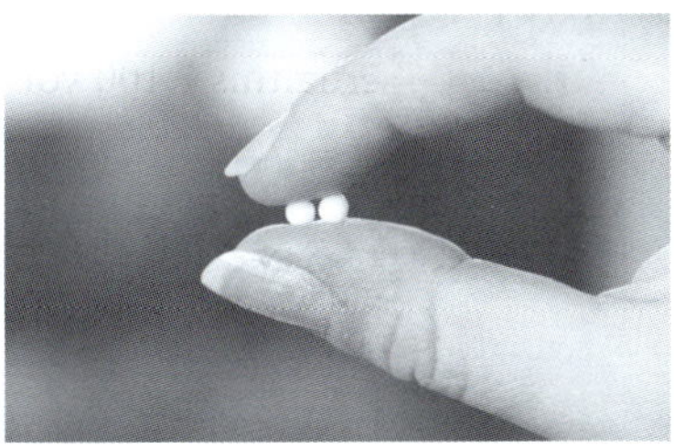

In der Homöopathie gilt nicht der Grundsatz: Mehr hilft auch mehr. Da die Mittel einen energetischen Reiz setzen, ist manchmal schon eine einzige Gabe ausreichend, um den Heilungsprozess einzuleiten. Und auch die Menge der eingenommenen Globuli oder Tabletten ist nicht entscheidend für die Wirksamkeit, denn eigentlich ist zur Energieübertragung ein einziges Kügelchen oder eine Tablette ausreichend.

Die Faustregel „3 bis 5 Globuli oder 2 Tabletten pro Einnahme" hat nur einen einzigen Grund: Dadurch wird sichergestellt, dass Sie auch wirklich die potenzierte Energie aufgenommen haben. Es könnte ja sein, dass beim Herstellungsprozess ein Kügelchen oder eine Tablette an der „Verdünnungsdusche" vorbeigelaufen ist und keinen Wirkstoff aufgenommen hat. Sie sehen also: Selbst wenn Sie 20 Globuli auf einmal einnehmen würden, erzielen sie keine stärkere Wirkung.

So dosieren Sie Ihre homöopathischen Mittel richtig

Grundsätzlich gilt: Je tiefer die Potenz, desto öfter muss sie wiederholt werden, da der energetische Reiz auf der körperlichen Ebene wirkt und sich schneller verbraucht. Während Sie etwa eine C200 in der Regel nur ein einziges Mal erhalten, können Sie Tiefpotenzen täglich einnehmen. Dabei müssen Sie unterscheiden, ob Sie eine akute Beschwerde oder eine Krankheit behandeln möchten. Und noch eine Regel sollten Sie beachten: Nehmen Sie das Mittel nicht weiter, wenn Sie eine Besserung verspüren. Wenn beispielsweise bei einem Schnupfen am zweiten Tag die Nase nicht mehr läuft oder verstopft ist, müssen Sie die Einnahme des Medikaments abbrechen.

Hochpotenzen

- werden als Globuli nur einmal gegeben
- können als Wasserauflösung über mehrere Stunden eingenommen werden

Tiefpotenzen

- können bei akuten Schmerzen oder Fieber alle drei Stunden bis zu 24 Stunden lang eingenommen werden
- nimmt man normalerweise ein- bis dreimal täglich

Das sollten Sie bei der Einnahme beachten

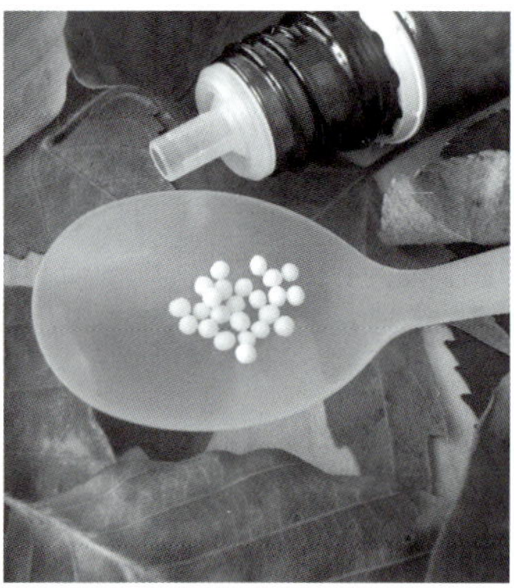

Globuli werden grundsätzlich trocken unter die Zunge gelegt oder langsam gelutscht, da sie am besten von der Mundschleimhaut aufgenommen werden. Wenn Sie sie einfach hinunterschlucken würden, würde die Salzsäure im Magen die feinstoffliche „Heilenergie" des Mittels zerstören. Behalten Sie die kleinen Kügelchen oder Tabletten daher unbedingt so lange im Mund, bis sie sich vollkommen aufgelöst haben. Wenn Sie LM-Potenzen einnehmen, sollten Sie die Tropfen direkt in den Mund träufeln.

Natürlich ist es auch möglich, die Tropfen mit einem Plastiklöffel einzunehmen. Eine Alternative dazu: Geben Sie homöopathische Mittel aus der Tropfflasche auf den gewaschenen Handrücken, und lecken Sie sie einfach ab. Behalten Sie auch die Tropfen so lange wie möglich im Mund, damit sie optimal aufgenommen werden können.

Halten Sie immer mindestens 15 Minuten Abstand zu den Mahlzeiten, wenn Sie ein homöopathisches Mittel einnehmen, und trinken Sie nicht unmittelbar nach der Einnahme andere Getränke als Wasser. Verzichten Sie auch eine

Viertelstunde nach der Einnahme auf das Rauchen, um die ungestörte Aufnahme des Mittels nicht zu behindern. Ungünstig ist es zudem, kurz vor oder nach dem Zähneputzen ein homöopathisches Mittel einzunehmen. Halten Sie auch hier einen Abstand von mindestens 15 Minuten ein.

Wenn Sie über einen längeren Zeitraum eine Tiefpotenz einnehmen wollen, sollten Sie dies am besten vor dem Schlafengehen tun. Falls Sie das Mittel dreimal pro Tag nehmen, sollten die Abstände zwischen den Einnahmen etwa gleich groß sein.

Der schnelle Helfer: Die Wasserauflösung

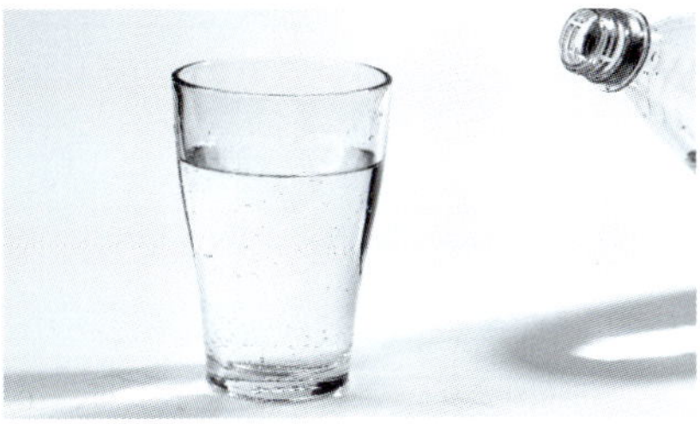

Bei akuten Beschwerden wie heftigen Schmerzen, akuten Ängsten, Fieber oder einer Verletzung hilft Ihnen eine Wasserauflösung schneller als die trockenen Globuli. Die beste Potenz für eine Wasserauflösung ist die C30. Geben Sie drei bis fünf Kügelchen des passenden Mittels in ein Glas stilles Wasser. Genauso gut können Sie hierfür allerdings auch abgekochtes Leitungswasser nehmen. Verwenden Sie aber kein Mineralwasser, da die Mineralien hier störend wirken können.

Rühren Sie nun so lange um, bis sich die Globuli aufgelöst haben. Zum Rühren dürfen Sie keinen Löffel aus Metall benutzen, da er die Energie des Mittels verändern würde. Nehmen Sie daher einen Plastiklöffel, und rühren Sie damit so kräftig, als ob Sie Sahne steif schlagen wollten.

Trinken Sie von der Wasserauflösung, die die Homöopathen auch Verklepperung nennen, einen Schluck, und decken Sie das Glas anschließend mit einer Untertasse oder Ähnlichem ab. Rühren Sie nach einer Viertelstunde noch einmal kräftig, und nehmen Sie wieder einen Schluck von der Auflösung. Wiederholen Sie die Einnahme nach kräftigem Rühren im viertelstündigen Rhythmus so lange, bis Sie eine Besserung spüren.

Wenn Sie merken, dass Ihre Beschwerden nachlassen, dürfen Sie die Wasserauflösung nicht weiter einnehmen. Gießen Sie dann eventuelle Reste aus. Durch das heftige Rühren der Lösung wird das homöopathische Mittel zusätzlich dynamisiert. Es wirkt daher schneller, und mit jeder wiederholten Einnahme wird ein neuer Heilungsreiz ausgelöst.

Die Auswahl des passenden Mittels

Ein homöopathisches Mittel ist dann richtig gewählt, wenn es bei einem Gesunden dieselben Beschwerden auslösen würde, wie sie der Erkrankte hat. Da jeder Mensch seine ganz persönliche Symptomatik entwickelt, ist die Homöopathie eine sehr individuelle Behandlungsmethode.

Sie kennen es aus der Schulmedizin, dass Medikamente gezielt zur Behandlung „gegen etwas" gegeben werden: Antibiotika gegen Bakterien, Antidepressiva gegen Schwermut usw. Die Homöopathie arbeitet jedoch vollkommen anders: Sie orientiert sich an den persönlichen Beschwerden des Patienten. Denn nicht jeder reagiert auf dieselbe Krankheit auch mit denselben Beschwerden. Nehmen wir einmal an, zehn Menschen gehen wegen einer Erkältung zum Arzt. Da ist es sehr wahrscheinlich, dass sie alle mit einem ganz ähnlichen Rezept in der Hand die Praxis verlassen. Wenn jedoch diese zehn Personen zu einem Homöopathen gingen, würde fast jede ein anderes Mittel erhalten. Warum das so ist, verstehen Sie am besten am Beispiel eines einfachen Schnupfens.

Die persönlichen Beschwerden führen zum Arzneimittel

Weit über 100 verschiedene homöopathische Mittel haben sich zur Behandlung eines Schnupfens bewährt. Um das für Sie heilende Mittel herauszufinden, müssen alle Besonderheiten Ihres „persönlichen Schnupfens" beachtet werden, wie beispielsweise:

- Ist die Nase verstopft?
- Läuft die Nase?
- Welche Farbe hat das Sekret?
- Brennen dabei die Augen?
- Haben Sie auch Kopfschmerzen?
- Geht es Ihnen an der frischen Luft besser?

Diese und einige andere Fragen ergeben – wie die kleinen Einzelteile eines Puzzles – das ganz individuelle Bild Ihrer Erkrankung.

Sie sehen, die Auswahl des passenden Mittels ist eine komplexe Angelegenheit und erfordert viel Erfahrung. Wenn Sie sich bei Alltagsbeschwerden selbst behandeln wollen, können Sie sich aber an den so genannten „bewährten Indikationen" orientieren. Hierbei sind die Beschwerden so typisch, dass Sie leicht anhand unserer Beschwerdebilder ab Seite 66 das passende Mittel finden können.

Mögliche Reaktionen auf homöopathische Mittel

Alles, was eine Wirkung hat, kann natürlich auch Nebenwirkungen haben. Das kennen Sie von den langen Beipackzetteln schulmedizinischer Medikamente. Auch homöopathische Mittel können Reaktionen auslösen, die zunächst wie eine Verschlimmerung aussehen.

Die Erstreaktion

Wahrscheinlich haben Sie das Wort „Erstreaktion" schon einmal gehört. Es geistert herum wie ein Schreckgespenst, denn viele meinen, dass diese Reaktion etwas sehr Unangenehmes und Schlimmes ist. Das ist so allerdings nicht richtig.

Erstreaktionen, bei denen sich die Beschwerden zunächst verstärken, sind fast immer ein Zeichen dafür, dass Ihr Körper die Energie aufgenommen hat und die Abwehrkräfte nun reagieren.

So können Sie auf ein homöopathisches Mittel reagieren:

- **Die Beschwerden verstärken sich kurzzeitig.**
  Das Mittel war richtig gewählt, und Ihr Körper arbeitet mit der Energie. Unterdrücken Sie die Beschwerden, etwa bei einem Fieberanstieg, auf keinen Fall mit Medikamenten. Steigt das Fieber über 39 Grad an, können Sie allerdings lindernde Maßnahmen wie Wadenwickel und kühle Abwaschungen ergreifen.

- **Die Beschwerden bleiben dauerhaft stärker.**
  Das Mittel oder die Potenz waren falsch gewählt. Stoppen Sie die Einnahme, und suchen Sie den Rat eines erfahrenen Homöopathen.

- **Sie haben keine Erstverschlimmerung und die Beschwerden bessern sich.**
  Das ist die normale Reaktion auf ein richtig gewähltes Mittel in einer tiefen Potenz.

- **Sie haben andere Beschwerden als vorher.**
  Sie haben ein falsches Mittel eingenommen und machen daher eine Arzneimittelprüfung durch. Stoppen Sie die Einnahme.

- **Sie spüren gar nichts.**
  Das eingenommene Mittel war falsch.

Die Behandlung beim Homöopathen

Wenn Sie sich von einem homöopathisch arbeitenden Arzt oder Heilpraktiker behandeln lassen, steht am Anfang immer ein sehr ausführliches Gespräch. Was bei einem „normalen" Arzt die körperliche Untersuchung oder Laborbefunde sind, ist bei einem Homöopathen das Untersuchungsgespräch, das Anamnese genannt wird. In dieser bis zu zwei Stunden dauernden Anamnese trägt der Homöopath alle Informationen zusammen, die er benötigt, um das für Sie richtige homöopathische Mittel auszuwählen. Die Fragen, die er Ihnen dazu stellt, werden Sie vielleicht erstaunen. Wahrscheinlich können Sie sich nicht vorstellen, was sie mit Ihrer Krankheit zu tun haben. Doch für die homöopathische Mittelwahl ist jede Facette Ihrer persönlichen Beschwerden von Bedeutung.

Das fragen Homöopathen bei akuten Beschwerden:

- **Gibt es einen Auslöser für die Krankheit?**
  Das kann Zugluft, Übermüdung, zu schweres Heben oder zu fettes Essen sein.

- **Wie sind die Schmerzen?**
  Hier wird genau zwischen brennend, schneidend, drückend oder stechend etc. unterschieden.

- **Was bessert die Beschwerden?**
  Bei derselben Erkrankung kann etwa der eine Wärme als lindernd empfinden, während ein anderer lieber einen Eisbeutel auflegen möchte.

- **Was verschlechtert?**
  Hier kommen alle Einflüsse von Ruhe über Bewegung bis hin zur Anwesenheit anderer Menschen in Frage.

- **Hat sich durch die Krankheit Ihr seelischer Zustand geändert?**
  Manche Patienten sind durch die Beschwerden beispielsweise gereizt, andere wiederum eher weinerlich. Es kann auch sein, dass Sie jetzt lieber allein sind oder aber sich in Gesellschaft wohler fühlen.

Außerdem interessiert Ihren Homöopathen, ob Sie besondere Vorlieben oder Abneigungen haben, seit Sie krank sind. Manchmal hat man etwa Heißhunger auf etwas oder ekelt sich vor Dingen, wie z. B. Eier, die man sonst ganz gerne mag. Das nach all diesen Informationen am besten passende Mittel erhalten Sie dann von Ihrem Homöopathen direkt in der Praxis.

Die homöopathische Konstitutionsbehandlung

Wenn Sie schon länger oder immer wieder an denselben Beschwerden leiden, ist eine so genannte Konstitutionsbehandlung ratsam.

Hierbei geht es nicht wie bei einer akuten Behandlung in erster Linie um Ihre Beschwerden, sondern vielmehr um die Eigenheit Ihrer Persönlichkeit. Ziel einer solchen Behandlung ist es, die Gesamtheit all Ihrer Beschwerden zu erfassen und Sie ganzheitlich ins Lot zu bringen. Eine konstitutionelle Behandlung erfolgt immer mit Hochpotenzen, deren sehr feinstoffliche Energie auch im seelischen Bereich arbeitet.

Mit diesen hohen Potenzen können auch Beschwerden wie Ängste oder Depressionen erfolgreich behandelt werden, die mit niedrigen Potenzen nicht dauerhaft beseitigt werden können. Zusätzlich wird auch die Neigung zu bestimmten Erkrankungen, die Sie bereits „in die Wiege gelegt" bekommen haben, abgeschwächt. Daher sprechen auch Erkrankungen wie Allergien auf diese Art der Behandlung besonders gut an.

Für eine Konstitutionsbehandlung müssen Sie Ihrem Homöopathen auch Einblick in Ihr Seelenleben gewähren und Ihre allgemeinen Vorlieben bzw. Abneigungen schildern.

Diese Angaben benötigt Ihr Homöopath:

- **Gemütssymptome** wie Ängste, Charaktereigenschaften, Verlangen nach oder Abneigung von Gesellschaft
- **Allgemeinsymptome**, u. a. Nahrungsmittelvorlieben und -abneigungen, Wetterfühligkeit
- **Modalitäten** nennen Homöopathen alles, was Ihnen gut tut oder was Sie sich schlechter fühlen lässt.

Wundern Sie sich auch nicht, wenn Ihr Homöopath Sie beispielsweise fragt, ob Sie auf dem Bauch oder auf dem Rücken schlafen. Auch diese Angaben führen ihn zu Ihrem konstitutionellen Mittel. Dieses Mittel erhalten Sie nur einmal. Danach wartet Ihr Therapeut mindestens zwei Wochen ab und bestellt Sie dann zu einem Folgetermin. Hier erzählen Sie ihm, welche Veränderungen Sie wahrgenommen haben. Daraufhin entscheidet er, mit welcher Potenz er die Behandlung fortführt.

So verläuft der Heilungsprozess

Wenn Sie schon länger nicht ganz gesund sind und mit einer konstitutionellen Behandlung beginnen, verläuft der Heilungsprozess immer nach einem ganz bestimmten Muster. Hierzu hat einer der berühmtesten Schüler Hahnemanns, Constantin Hering (1800 bis 1880), die nach ihm benannte „Heringsche Regel“ aufgestellt. Danach erfolgt Heilung:

- **von innen nach außen**
- **in umgekehrter Reihenfolge des Auftretens der Symptome**
- **von oben nach unten**

Das bedeutet, dass die Selbstheilungskräfte zunächst an den lebenswichtigen Funktionen der inneren Organe und im seelischen Bereich ansetzen. Daher bessert sich zunächst z. B. ein unregelmäßiger Herzschlag oder eine depressive Verstimmung, ehe ein Hautausschlag zurückgeht. Denn das Herz und die Seele sind für unser Überleben wichtiger als die Haut. Bleiben Sie also geduldig – auch wenn Sie die Behandlung wegen eines chronischen Hautausschlags begonnen haben. Er wird ganz sicher heilen, wenn die innerliche Heilung abgeschlossen ist.

Wenn der Heilungsprozess fortschreitet, können alte Krankheiten in umgekehrter Reihenfolge ihrer Entstehung wieder auftreten. Wundern Sie sich also nicht, wenn ein längst überwunden geglaubtes Ekzem plötzlich wieder auftaucht oder eine alte Nebenhöhlenentzündung noch einmal aufflackert. Unterdrücken Sie diese Beschwerden auf keinen Fall mit anderen Arzneimitteln, denn sie sind ein Zeichen für die tiefgreifende Bereinigung. Durch das konstitutionelle Mittel auftretende alte Beschwerden verschwinden nach einigen Tagen ohne Behandlung von ganz allein.

Beschwerden im oberen Bereich des Körpers lassen immer zuerst nach. Wenn Sie beispielsweise an Rheuma leiden, werden sich zunächst die Schmerzen im Nacken oder in der Schulter bessern, ehe die Finger- oder Kniegelenke schmerzfrei werden.

Auf diese Weise läuft ein tiefgreifender Reinigungs- und Heilungsprozess ab, der sich über einige Monate hinziehen kann. Unter Homöopathen gilt die Faustregel: So viele Jahre, wie eine Krankheit besteht, so viele Monate benötigt das Konstitutionsmittel zur Heilung.

Das Antidotieren

Homöopathische Medikamente wirken durch ihre feinstoffliche Energie. Diese Energie ist allerdings leicht störanfällig und kann durch einen stärkeren Reiz entkräftet werden. Dieses Außerkraftsetzen der energetischen Information homöopathischer Mittel wird Antidotieren genannt.

Homöopathische Mittel können unwirksam werden durch:

- Campher (z. B. in Wick Vaporup® und Korodin®)
- starke ätherische Öle (z. B. Japanisches Heilpflanzenöl oder Menthol)
- Narkosen und örtliche Betäubungen
- Zahnarztbehandlungen

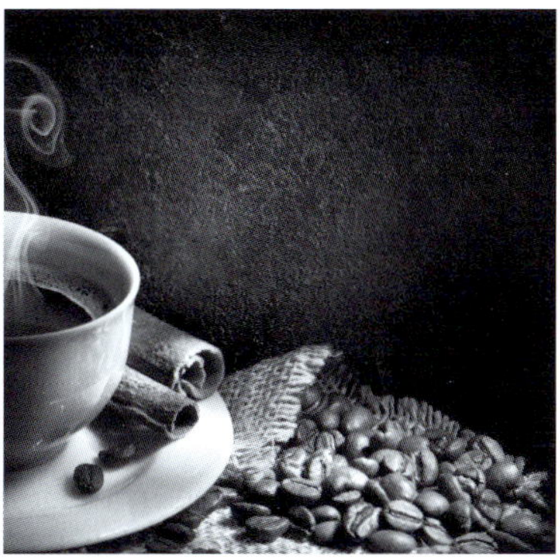

Immer wieder hört man, dass Kaffee eine homöopathische Behandlung stört. Das ist heute jedoch nur noch eingeschränkt wahr. Mitte des 18. Jahrhunderts, als die störende Wirkung von Kaffee in den homöopathischen Lehrbüchern niedergeschrieben wurde, war der schwarze Muntermacher ein Luxusgenuss, den sich die normale Bevölkerung höchstens an Festtagen leisten konnte. Da ist es natürlich klar, dass der an Kaffee nicht gewöhnte Organismus auf Kaffee wie ein kleines Kind reagiert: Er wirkt in diesem Fall so stark, dass er den sanften Reiz der Homöopathie zerstört. Wenn Sie allerdings daran gewöhnt sind, täglich zwei oder drei Tassen Kaffee zu trinken, wird das einem richtig gewählten Mittel nicht schaden.

Auch auf Ihre gewohnte Zahnpasta müssen Sie nicht verzichten. Der geringe Pfefferminzanteil wird zwar von einigen für den Heilerfolg als schädlich angesehen – in der Praxis hat sich das jedoch nicht bestätigt. Halten Sie jedoch sicherheitshalber einen Abstand zwischen dem Zähneputzen und der Mitteleinnahme, und spülen Sie Ihren Mund vorher mit klarem Wasser aus.

Achtung:
Am empfindlichsten werden homöopathische Mittel durch ein anderes Mittel gestört und antidotiert! Nehmen Sie daher niemals zwei oder mehrere homöopathische Mittel gleichzeitig ein. Lassen Sie ein Mittel immer erst auswirken, ehe Sie zu einem anderen wechseln.

Die richtige Aufbewahrung der Medikamente

Nicht nur die Antidote können die Energie der homöopathischen Medikamente zerstören, auch äußere Einflüsse machen die Mittel wirkungslos.

Halten Sie homöopathische Mittel fern von:
- Handys
- Mikrowellen
- Funkweckern
- Computern
- ätherischen Ölen
- intensiver Sonnenbestrahlung

All diese Strahlungen, die ja auch eine elektrische Energie darstellen, vernichten die Energie der Potenzierungen. Das heißt: Wenn Sie das Gläschen mit Ihren Globuli neben die Mikrowelle stellen, haben Sie nur noch reine Milchzuckerkügelchen ohne jede heilende Energie. Halten Sie daher immer einen Abstand von mindestens einem Meter zwischen Ihren homöopathischen Mitteln und elektromagnetsicher Strahlung ein.

Wie Sie Ihre Mittel auf Flugreisen schützen

Wenn Sie eine kleine homöopathische Reiseapotheke mit in den Urlaub nehmen möchten, müssen Sie Ihre Mittel besonders gut schützen, falls Sie eine Flugreise antreten.

Beachten Sie auf Flugreisen:
- Nehmen Sie Ihre homöopathischen Mittel im Handgepäck mit.
- Wickeln Sie die Mittel in Alufolie ein.
- Geben Sie die Medikamente an Durchleuchtungsanlagen dem Sicherheitspersonal.

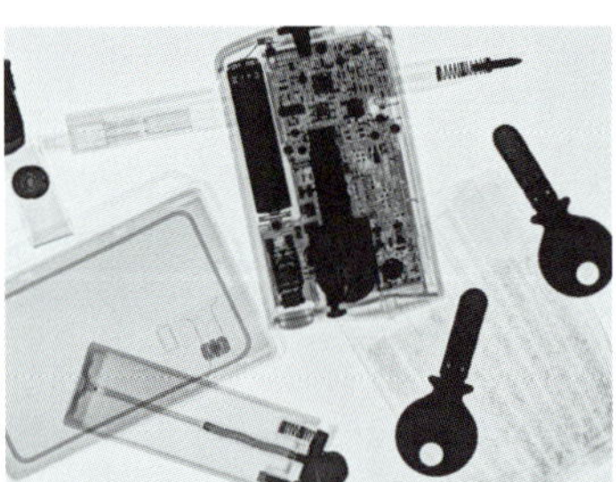

Da auch die Röntgenstrahlung der Koffer-Durchleuchtungsanlagen am Flughafen die homöopathischen Medikamente unwirksam macht, sollten Sie den Kontakt vermeiden. Geben Sie die Mittel daher vor der Kontrolle einfach dem Sicherheitsbeamten, und bitten Sie ihn, Ihnen die Medikamente nach der Durchleuchtung Ihres Gepäcks wieder auszuhändigen.

Die Stärken der Homöopathie und ihre Grenzen

Mit keinem anderen medizinischen Verfahren ist eine so individuelle Behandlung möglich wie mit der Homöopathie. Das ist sicher eine ihrer großen Vorzüge. Doch die homöopathische Behandlung hat noch weitere Vorteile gegenüber der Schulmedizin und anderen Methoden.

Die Vorteile der Homöopathie sind:

- Die Behandlung ist frei von schädlichen Nebenwirkungen.
- Sie unterdrückt keine Symptome.
- Homöopathie leitet einen ganzheitlichen Heilungsprozess ein.
- Sie stärkt die Konstitution.
- Es ist keine dauerhafte Medikamenteneinnahme erforderlich.
- Homöopathische Arzneimittel und Behandlungen sind kostengünstig.
- Es besteht keine Gefahr der Überdosierung.
- Unerwünschte Reaktionen mit anderen Medikamenten sind ausgeschlossen.

Allerdings gibt es auch Fälle, in denen homöopathische Behandlungen nicht mehr wirken oder sogar kontraindiziert sind.

Hier liegen die Grenzen der Homöopathie:

- mechanische Hindernisse (z. B. Gallensteine, durchtrennte Sehnen, Muskeln etc.)
- zerstörtes oder zugrunde gegangenes Gewebe (z. B. bei insulinpflichtigem Diabetes)
- akute Lebensgefahr (z. B. großer Blutverlust, Herzinfarkt, Vergiftungen)
- versagende Lebenskraft (z. B. Krankheiten im letzten Stadium, sehr hohes Lebensalter)

Das größte Hindernis bei einer homöopathischen Behandlung ist sicherlich die fehlende Lebenskraft. Denn nur wenn die Lebenskraft noch aktiviert und umgestimmt werden kann, wird die Behandlung auch greifen. Schwere Krebserkrankungen oder unheilbare Krankheiten wie etwa AIDS oder eine Demenz-Erkrankung kann auch die Homöopathie nicht besiegen.

Allerdings kann sie den Betroffenen zu deutlich mehr Lebensqualität verhelfen und Begleitbeschwerden mildern. Hier dürfen jedoch keine Hochpotenzen mehr eingesetzt werden, da die Lebenskraft diesem Reiz nicht mehr standhalten kann. Häufig ist es jedoch möglich, das Leiden mit „kleinen Mitteln“ erträglicher zu machen.

Einzelmittel oder Komplex-Homöopathie?

Wenn Sie in der Apotheke nach einem homöopathischen Medikament fragen, wird man Ihnen voraussichtlich ein so genanntes Komplexmittel empfehlen. Diese Präparate sind eine Mischung verschiedener homöopathischer Mittel in sehr tiefen Potenzen wie D2 oder D4. Teilweise enthalten sie sogar Urtinkturen.

Diese Komplexmittel werden wie schulmedizinische Arzneimittel verordnet, denn sie richten sich nach der Diagnose und nicht nach dem von Hahnemann geforderten Ähnlichkeitsprinzip. Da gibt es Leber-, Nieren- und Erkältungsmittel, die zwar kurzfristig durchaus eine Wirkung haben, jedoch keinen ganzheitlichen Heilungsprozess einleiten.

Sie arbeiten eher nach dem „Gießkannenprinzip“: Eines der darin enthaltenen Mittel wird schon wirken! Der Deutsche Zentralverein homöopathischer Ärzte (DZVhÄ) lehnt die Komplex-Homöopathie daher als unhomöopathisch ab, weil sie im Widerspruch zu den von Hahnemann geforderten Prinzipien steht.

Trotzdem können Komplexmittel für Laien durchaus Vorteile haben, denn:

- Die Auswahl des richtigen Mittels ist einfach.
- Sie benötigen keine homöopathischen Kenntnisse.
- Die richtige Dosierung ist auf dem Beipackzettel angegeben.
- Aufgrund der extrem tiefen Potenzen gibt es keine Erstreaktionen.

Die einzelnen homöopathischen Mittel enthalten in den Komplexen noch stoffliche Substanzen. Daher beruht die Wirksamkeit dieser Komplexmittel eher auf der Heilwirkung der Pflanzen oder Mineralien selbst als auf einem energetischen homöopathischen Reiz. Sie können sich Komplexmittel daher als eine Art Mischung aus Phytotherapie und Homöopathie vorstellen. Genau das macht es Skeptikern leichter, die Wirksamkeit dieser Medikamente nachzuvollziehen, und erklärt die zunehmende Beliebtheit der Komplex-Homöopathie auch bei Schulmedizinern.

Die „Königsdisziplin“ ist und bleibt allerdings die klassische Homöopathie mit nur einem Mittel. Denn nur mit dem der Krankheit ähnlichsten Mittel kann die Gesamtheit der persönlichen Beschwerden und Empfindungen abgedeckt werden. Wenn Sie sich allerdings unsicher sind, ob Sie das richtige passende Einzelmittel gefunden haben, können Sie durchaus auch einmal einen Versuch mit einem bewährten Komplexmittel starten.

Die homöopathische Hausapotheke

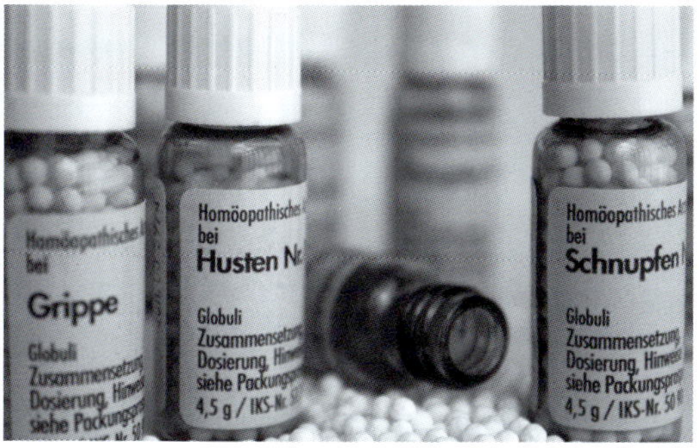

Damit Sie im akuten Fall rasch handeln können, sollten Sie sich eine kleine homöopathische Hausapotheke zulegen. Rundum auf der sicheren Seite und gegen alle Alltagsbeschwerden gewappnet sind Sie mit etwa 30 Einzelmitteln. Die wichtigsten dieser Mittel für Ihre Hausapotheke stellen wir Ihnen ab Seite 34 vor.

Stellen Sie Ihre Hausapotheke selbst zusammen

Im Handel erhalten Sie von verschiedenen Herstellern fertige homöopathische Hausapotheken. Es kann jedoch sein, dass Sie einige der hierin enthaltenen Mittel niemals benötigen, da Sie nicht zu den betreffenden Beschwerden neigen.

Sinnvoller ist es, wenn Sie die entsprechenden Mittel an Ihre persönlichen Bedürfnisse angepasst auswählen. Kaufen Sie sich in der Apotheke oder im Versandhandel ein kleines Arzneimittelmäppchen, das leere Glasröhrchen enthält. Wählen Sie nun die Arzneimittel aus, die in Ihrer homöopathischen Hausapotheke enthalten sein sollen.

So richten Sie Ihre Hausapotheke ein:

- Beschriften Sie kleine Klebeetiketten mit den Namen der ausgewählten Mittel.
- Teilen Sie den Inhalt der Arzneimittelgläschen mit Freunden oder Familienmitgliedern.
- Füllen Sie in jedes Röhrchen eine kleine Menge Globuli.
- Kleben Sie das entsprechende Etikett auf das gefüllte Röhrchen.
- Reservieren Sie ein Röhrchen für Ihr persönliches Konstitutionsmittel.

Bewahren Sie Ihre homöopathische Hausapotheke an einem kühlen, leicht zugänglichen Ort auf.

Häufig gestellte Fragen

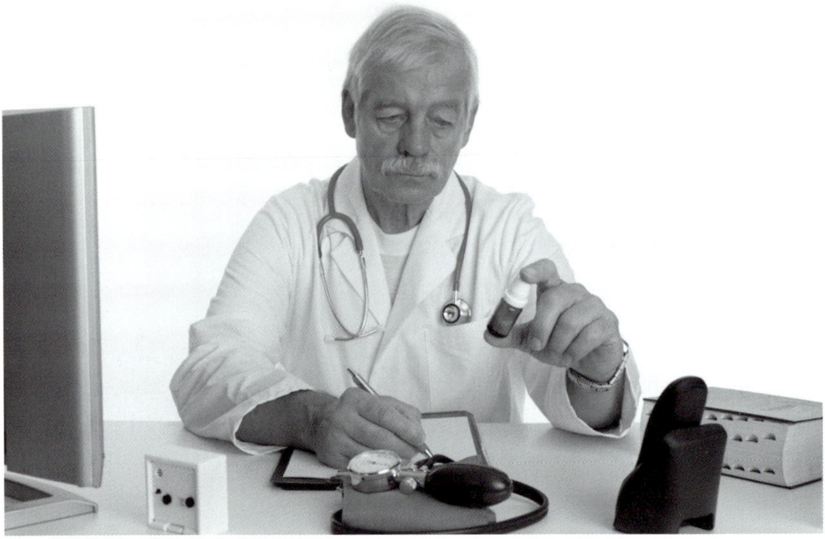

Wo bekomme ich homöopathische Mittel?

Homöopathische Medikamente sind Arzneimittel, die Sie nur in Apotheken erhalten. Ein nicht vorrätiges Mittel kann Ihre Apotheke in der Regel innerhalb weniger Stunden für Sie bestellen.

Kann ich meine Medikamente weiternehmen?

Homöopathie und Schulmedizin wirken auf vollkommen verschiedenen Ebenen. Daher spricht nichts dagegen, beide Methoden miteinander zu kombinieren. Wechselwirkungen zwischen den homöopathischen Mitteln und schulmedizinischen Medikamenten sind ausgeschlossen.

Wenn Sie an einer chronischen Erkrankung leiden, ist es in vielen Fällen sogar möglich, durch die parallele Einnahme eines homöopathischen Mittels die schulmedizinischen Medikamente schrittweise zu reduzieren. Setzen Sie jedoch niemals vom Arzt verordnete Arzneimittel eigenmächtig ab. Besprechen Sie lieber mit ihm, ob Sie das verordnete Medikament, z. B. gegen Bluthochdruck, langsam ausschleichen können, um auf eine homöopathische Behandlung umzustellen. Auch wenn Sie wegen eines Diabetes Insulin benötigen, dürfen Sie durchaus gleichzeitig homöopathische Mittel einnehmen.

Verträgt sich Homöopathie mit anderen Verfahren?

Bei Bedarf können Sie Ihre homöopathische Behandlung mit anderen naturheilkundlichen Therapien wie etwa der Kneipp-Therapie, Vitalstoffen aus der orthomolekularen Medizin oder Entspannungstechniken unterstützen. Vorsicht ist jedoch bei einer gleichzeitigen Akupunktur-Behandlung geboten, da auch dort energetische Reize gesetzt werden. Es ist daher durchaus möglich, dass Ihr homöopathisches Mittel nach der Akupunktur nicht mehr wirkt.

Was passiert, wenn ich ein falsches Mittel nehme?

Bei den zur Selbstbehandlung empfohlenen Tiefpotenzen passiert gar nichts, wenn das Mittel nicht richtig gewählt war. Schaden kann Ihnen ein falsches Mittel nicht – allerdings wird es Ihnen auch nicht helfen. Vergleichen Sie Ihre Beschwerden in diesem Fall noch einmal genau mit den in Frage kommenden Arzneimittelbildern, und starten Sie einen neuen Versuch mit einem besser passenden Mittel.

Wann kann ich mit einer Wirkung rechnen?

Bei akuten Beschwerden tritt die Besserung bereits innerhalb von Minuten bis zu wenigen Stunden ein. Wenn Sie allerdings schon länger an einer Krankheit leiden, müssen Sie etwas Geduld mitbringen. Hier kann es durchaus einige Monate bis zur vollständigen Heilung dauern.

Wie lange sind homöopathische Mittel haltbar?

Grundsätzlich sind homöopathische Globuli und Tabletten unbegrenzt haltbar, da sie keine Substanzen enthalten, die chemisch oder biologisch abgebaut werden könnten. Aufgrund unseres Arzneimittelgesetzes, das als längste Haltbarkeit für ein Arzneimittel fünf Jahre vorsieht, ist auf den Verpackungen allerdings ein Haltbarkeitsdatum angegeben. Wenn Sie Ihre homöopathischen Mittel jedoch richtig aufbewahren, können Sie dieses Verfallsdatum getrost ignorieren. Hahnemann selbst gab in seinem homöopathischen Lehrbuch an, dass die Mittel mindestens 20 Jahre lang haltbar seien.

Wann muss ich mich an einen Homöopathen wenden?

Wenn sich durch Ihre Selbstbehandlung die Beschwerden nicht bessern und sogar stärker werden, sollten Sie einen erfahrenen Homöopathen zu Rate ziehen.

Auch bei chronischen Krankheiten, die schon lange bestehen, benötigen Sie den Fachmann. Hier müssen Hochpotenzen zum Einsatz kommen, die genau zu Ihrem Beschwerdebild passen. Das erfordert ein qualifiziertes homöopathisches Wissen sowie das genaue Studium Ihrer individuellen Symptome und Verhaltensweisen. Da die Behandlung chronischer Krankheiten wie Allergien oder Rheuma mehrere Monate dauert, muss auch sehr genau beobachtet werden, wie Sie auf die Arzneimittelgabe reagieren. Hier kann eine Anpassung der Dosis notwendig werden, die Sie nicht allein vornehmen können. Eine Konstitutionsbehandlung zur Bereinigung Ihrer persönlichen Schwachstellen kann ebenfalls nur von einem erfahrenen Homöopathen durchgeführt werden.

Kann ich mehrere Mittel einnehmen?

Nein. In der klassischen Homöopathie wird immer nur ein einziges Mittel zur selben Zeit gegeben. Mehrere Mittel könnten sich gegenseitig stören oder sogar in ihrer Wirkung komplett aufheben. Das nennt man homöopathisches Antidotieren.

Helfen homöopathische Mittel auch im Akutfall?

Ja. Auch bei Verletzungen, allergischen Reaktionen, heftigen Schmerzen oder sogar bei einer Gehirnerschütterung wird Ihnen das richtige Mittel Linderung verschaffen. Im Notfall sollten Sie sich jedoch nicht selbst behandeln, sondern unbedingt ärztliche Hilfe in Anspruch nehmen.

Wann sollte ich mich nicht selbst behandeln?

Wenn Sie in einer seelischen Krise stecken oder dauerhaft unter Ängsten leiden, sollten Sie keine Selbstbehandlung vornehmen. Man selbst schätzt sich oft ganz anders ein als ein objektiver Beobachter. Doch nur durch das genaue Zusammentragen aller am Krankheitsgeschehen beteiligten Faktoren kann das Mittel gefunden werden, das Ihnen hilft. Suchen Sie daher bei allen anhaltenden Beschwerden, die das Gemüt betreffen, einen Homöopathen auf.

Wie lange darf ich mich selbst behandeln?

Bei einer akuten Erkrankung sollte das von Ihnen ausgewählte Mittel spätestens am zweiten Tag zu einer Besserung führen. Nehmen Sie das homöopathische Medikament nicht weiter ein, wenn Sie nach dieser Zeit keine positive Veränderung spüren. Wenn Ihre Beschwerden unverändert bleiben oder sich sogar verschlechtern, sollten Sie einen Arzt aufsuchen.

Woran erkenne ich einen guten Homöopathen?

Mit klassischer Homöopathie arbeiten sowohl Ärzte als auch Heilpraktiker. Die Qualifikationsvoraussetzungen zum Homöopathen sind jedoch für beide Heilberufe nicht gesetzlich geregelt. Dabei ist es von entscheidender Bedeutung, ob ein homöopathischer Therapeut eine mehrjährige, fundierte Ausbildung absolviert oder nur an ein paar Wochenendkursen teilgenommen hat. Eine qualifizierte Ausbildung garantiert für Ärzte der Deutsche Zentralverein homöopathischer Ärzte (DZVhÄ) in Berlin. Hier gibt man Ihnen gerne Auskunft über erfahrene homöopathische Ärzte in Ihrer Nähe.

Homöopathie ist auch eine Domäne der Heilpraktiker, die auf diesem Gebiet teilweise hochspezialisiert sind und ausschließlich mit dieser Methode arbeiten. So können sie sich den homöopathischen Behandlungen intensiver widmen als Ärzte, die parallel zum normalen Praxisalltag auch homöopathisch arbeiten. Auch für Heilpraktiker gibt es mehrjährige Ausbildungen zum Homöopathen. Renommiert sind hier u. a. das Homöopathie-Forum in Gauting und das Zentrum für Klassische Homöopathie in Hechtel/Belgien.

Scheuen Sie sich nicht, einen Homöopathen nach seiner Ausbildung und Qualifikation zu fragen, ehe Sie sich in seine Behandlung begeben.

Was kostet eine homöopathische Behandlung?

Das teuerste an einer homöopathischen Behandlung ist die sehr zeitaufwändige Anamnese, die meistens zwischen 150 und 200 € kostet. In diesem Preis ist meistens auch schon das Medikament enthalten, das der Homöopath Ihnen verordnet.

Private Krankenkassen und die Beihilfe erstatten den in den Gebührenordnungen für Ärzte und Heilpraktiker vorgesehenen Satz für die Erstanamnese. Auch einige gesetzliche Krankenkassen sind inzwischen dazu übergegangen, homöopathische Behandlungen zu bezahlen. Es lohnt sich in jedem Fall, bei Ihrer Krankenkasse nachzufragen. Wenn Sie sich als gesetzlich Versicherter regelmäßig homöopathisch behandeln lassen möchten, könnte für Sie auch eine spezielle Zusatzversicherung interessant sein.

Muss man an die Wirkung glauben?

Nein, ganz sicher nicht. Homöopathische Arzneimittel wirken auch bei Säuglingen und Hunden, die wahrlich nicht an eine Heilmethode glauben können. Lassen Sie sich also von der Wirkung überzeugen – auch wenn Sie skeptisch sind.

Ihre homöopathische Hausapotheke

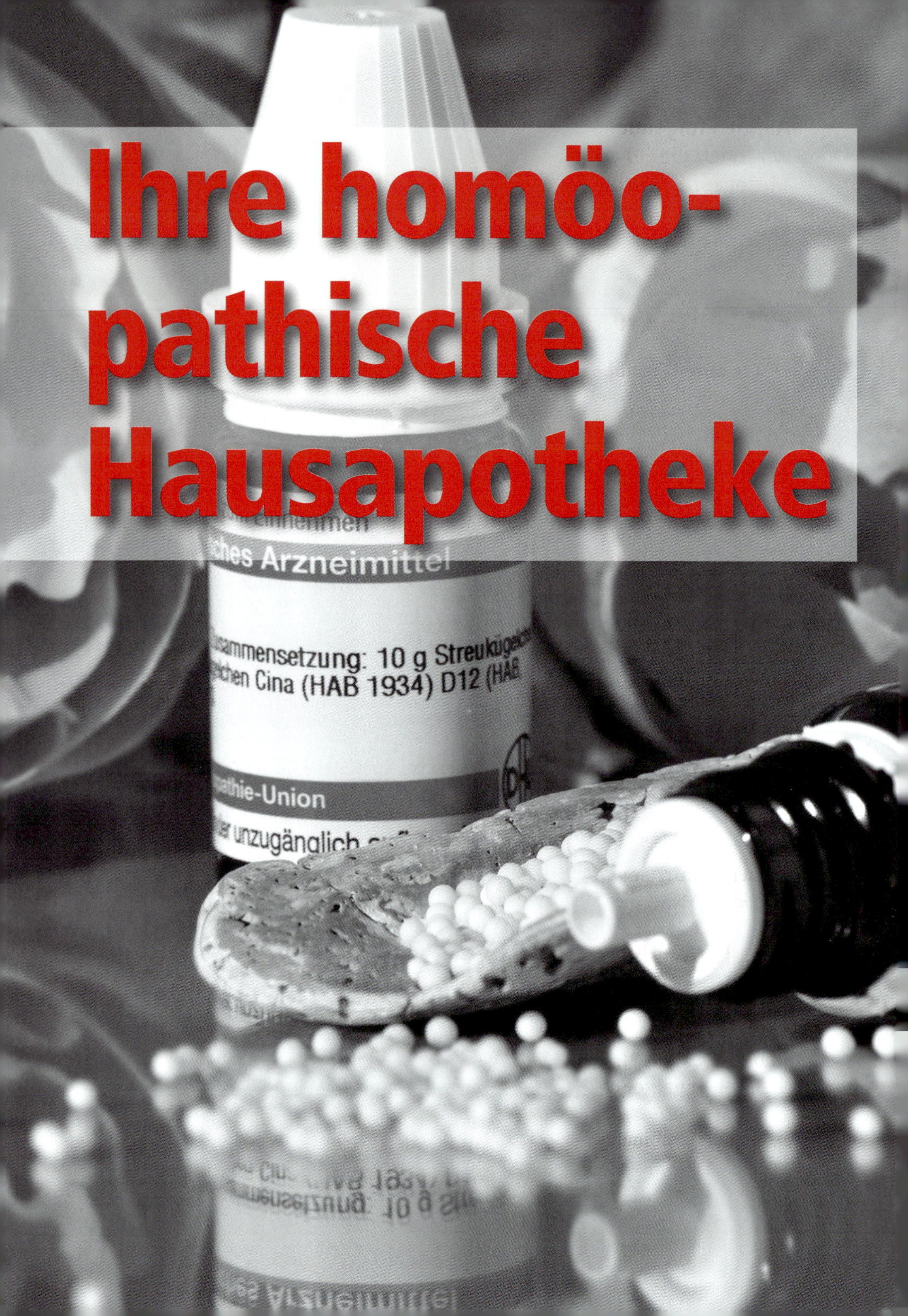

Auf den folgenden Seiten stellen wir Ihnen die 30 wichtigsten homöopathischen Mittel zur Selbstbehandlung vor, mit denen Sie Ihre Hausapotheke bestücken können.

30 Mittel für Ihre Hausapotheke

Das erfahren Sie über die einzelnen Mittel:

- aus welcher Ausgangssubstanz sie hergestellt werden
- ihre allgemeinen Wirkungen
- ihre typischen Symptome
- die so genannten Modalitäten
- bei welchen Beschwerden sie Ihnen helfen können

Die Bedeutung der Modalitäten

Wenn Sie ein homöopathisches Mittel auswählen, sollten Sie besonders genau beobachten, wodurch sich Ihre Beschwerden verbessern oder verschlechtern und wann sie auftreten. Homöopathen sprechen hier von Modalitäten (lat.: modalitas = Bedingung, Art und Weise).

Diese Modalitäten erlauben Ihnen eine sehr individuelle Behandlungsmöglichkeit. So hilft dem einen bei Kopfschmerzen eine Wärmflasche, während dem anderen ein Eisbeutel Linderung verschafft. Daher ist es durchaus möglich, dass drei Patienten mit derselben Krankheit drei verschiedene Mittel benötigen. Um Ihnen die Auswahl des zu Ihren Beschwerden nach dem Ähnlichkeitsprinzip am besten passenden Mittels zu erleichtern, stellen wir Ihnen bei jedem Mittel die wichtigsten Modalitäten vor.

Bewährte Indikationen helfen Ihnen bei der Mittelwahl

Wenn ein homöopathisches Mittel bei einer bestimmten Erkrankung vielen Menschen geholfen hat, spricht man von einer bewährten Indikation. Unsere Rubrik „Bewährte Indikationen“ zeigt Ihnen daher, bei welchen Beschwerden das Mittel mit großer Wahrscheinlichkeit heilend gewirkt hat.

Wenn die Kombination Ihrer Beschwerden und persönlichen Modalitäten mit den bewährten Indikationen übereinstimmt, haben Sie das richtige Mittel gefunden, das Ihre Beschwerden bessern wird.

Aconitum

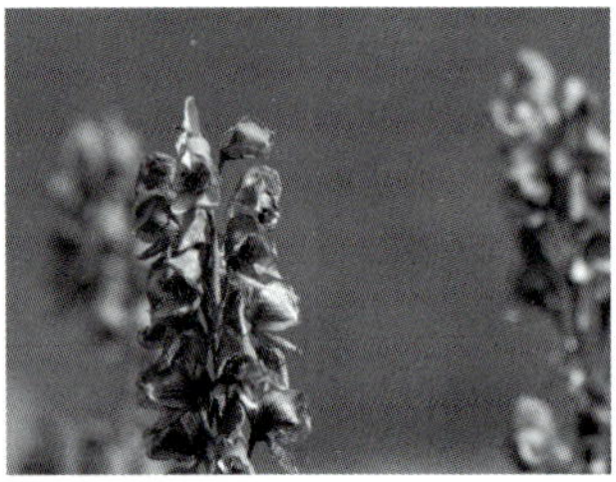

Ausgangssubstanz:
Der blaue Eisenhut (*Aconitum napellens*) gehört zu den Hahnenfußgewächsen und gedeiht an schattigen Plätzen der nördlichen Halbkugel. Die Pflanze ist hochgiftig und wurde früher als Pfeilgift eingesetzt. In Deutschland ist daher auch die homöopathische Zubereitung bis zur Potenz D3 rezeptpflichtig.

Allgemeine Wirkungen:
Aconitum wirkt besonders gut, wenn die Beschwerden plötzlich auftreten und sehr heftig sind. Beschwerden, die Aconitum benötigen, sind häufig durch kalten Wind, Schreck oder Schock entstanden.

Typische Symptome:
- es besteht großer Durst auf kalte Getränke
- bei Fieber wird das im Liegen gerötete Gesicht im Sitzen blass
- die Haut ist heiß und trocken
- die Beschwerden sind mit Angst und Unruhe verbunden
- Schmerzen, die so schlimm sind, dass man glaubt, sie nicht aushalten zu können

Verbesserung der Beschwerden durch:
- frische Luft
- Aufdecken im Bett

Verschlimmerung der Beschwerden durch:
- Wärme
- kalten Wind
- Liegen auf der schmerzhaften Seite

Bewährte Indikationen:
- grippale Infekte mit plötzlichem Fieberanstieg
- seelischer Schock
- Ängste (z. B. vor dem Zahnarzt) und Panikattacken
- unerträgliche Schmerzen

Aconitum ist ein Akut- und Notfallmittel, das nicht zur dauerhaften Anwendung geeignet ist. Es wirkt am besten, wenn Sie sich bei Bedarf eine Wasserauflösung machen (siehe Seite 19).

Allium cepa

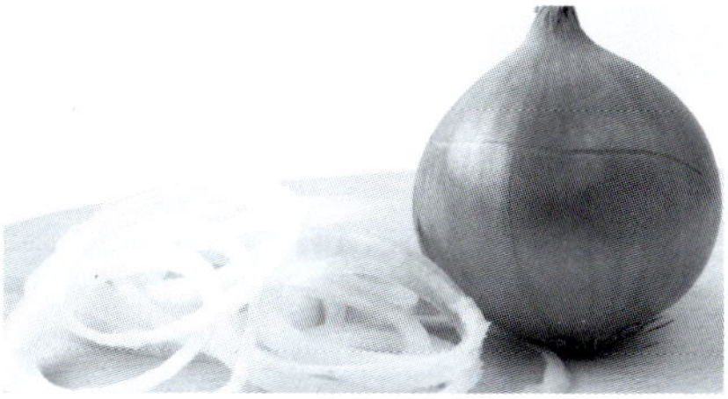

Ausgangssubstanz:
Dieses homöopathische Mittel wird aus der normalen Küchenzwiebel hergestellt. Alle Beschwerden, die Sie vom Schneiden einer Zwiebel her kennen, wird Allium cepa lindern.

Allgemeine Wirkungen:
Allium cepa wirkt beruhigend auf gereizte Schleimhäute in der Nase, an den Augen und im Hals.

Typische Symptome:
- die Absonderungen aus der Nase sind sehr scharf und wundmachend
- die Augen brennen und sind gerötet
- der Tränenfluss ist im Gegensatz zum Nasensekret mild

Verbesserung der Beschwerden durch:
- frische Luft
- kühle Räume

Verschlimmerung der Beschwerden durch:
- warme Räume
- Abendzeit

Bewährte Indikationen:
- Heuschnupfen
- Fließschnupfen
- Erkältungen
- Bindehautentzündung der Augen

Allium cepa ist bewährt bei Erkältungen mit wasserklarem Fließschnupfen. Zudem ist es ein wirksames Heuschnupfenmittel und bessert auch das zu Hustenanfällen führende Kitzeln im Kehlkopf.

Apis

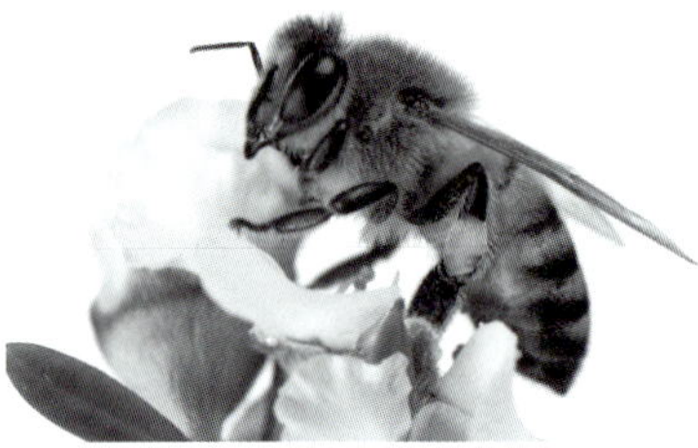

Ausgangssubstanz:
Apis ist eine Zubereitung aus der Honigbiene (*Apis mellifica*). Dabei wird die ganze Biene einschließlich ihres Gifts homöopathisch verdünnt.

Allgemeine Wirkungen:
Apis hilft bei allen Beschwerden, die Sie von einem Bienenstich her kennen. Die größte Wirkung hat es auf die Haut und Schleimhäute. Hier lindert es hellrote Schwellungen, die mit stechenden oder brennenden Schmerzen verbunden sind.

Typische Symptome:
- die schmerzenden Stellen sind sehr berührungsempfindlich
- trotz heißer Schwellung besteht kein Durst
- Hals oder Blase fühlen sich wie zusammengeschnürt an

Verbesserung der Beschwerden durch:
- frische Luft
- kalte Bäder oder Umschläge
- Entblößen

Verschlimmerung der Beschwerden durch:
- Berührung
- jede Art von Wärme
- Druck
- Schlaf
- stickige Räume

Bewährte Indikationen:
- Insektenstiche
- Nesselsucht
- Halsentzündung
- Blasenentzündung

Beschwerden, die durch Apis gelindert werden, treten plötzlich auf. Es ist daher genauso wie Aconitum ein Mittel „der ersten Stunde“ und kein Langzeitmedikament. Nehmen Sie Apis gleich bei den ersten Symptomen einer der oben aufgelisteten Indikationen ein. Am besten wählen Sie dazu die Potenz C30.

Argentum nitricum

Ausgangssubstanz:
Argentum nitricum wird aus Silbernitrat hergestellt, das im Volksmund auch Höllenstein genannt wird. Silbernitrat ist als reine Substanz sehr giftig und kann schwere Atembeschwerden sowie Organschäden verursachen. Daher ist das Mittel auch bei uns bis einschließlich der Potenz D3 rezeptpflichtig. Silbernitrat hat eine ätzende und antibakterielle Wirkung auf die Haut und die Schleimhäute. Aufgrund dieser Wirkungen wurde es früher zum Verätzen von Warzen und Wunden verwendet.

Allgemeine Wirkungen:
Hauptwirkungsorte des Mittels sind das Nervensystem und die Schleimhäute. Es wirkt angstlösend und beruhigend auf das Verdauungssystem.

Typische Symptome:
- Durchfall vor bevorstehenden Ereignissen
- es besteht starkes Verlangen nach Süßigkeiten
- Schwindel mit weichen Knien
- nervöse Bauchschmerzen mit Blähungen

Verbesserung der Beschwerden durch:
- frische Luft
- Aufstoßen

Verschlimmerung der Beschwerden durch:
- Süßigkeiten
- Wärme
- seelische Erregung

Bewährte Indikationen:
- Ängste wie Prüfungsangst, Flugangst, Platzangst, Höhenangst
- Durchfall, Bauchschmerzen und Blähungen durch nervöse Überlastung
- nervöser Schwindel

Wenn Ihnen etwas bevorsteht, das Ihnen große Angst macht, wie etwa ein Zahnarztbesuch oder eine unangenehme Besprechung, sollten Sie sich schon am Vortag eine Wasserauflösung mit dem Mittel machen. Trinken Sie davon den ersten Schluck am Abend und den zweiten gleich am Morgen, wenn Sie aufwachen. So vorbereitet, werden Sie der vermeintlichen Bedrohung wesentlich gelassener entgegensehen.

Arnica

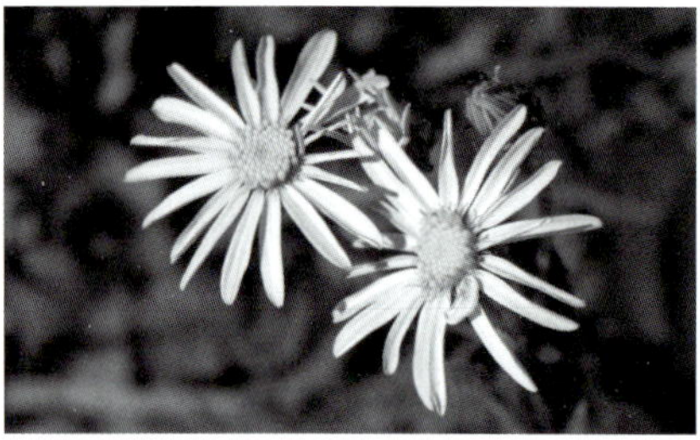

Ausgangssubstanz:
Der zu den Korbblütlern zählende Bergwohlverlei (*Arnica montana*) war schon Hildegard von Bingen (1099 bis 1179) als Heilpflanze bekannt. Das homöopathische Mittel Arnica wird aus dem Wurzelstock der blühenden Pflanze hergestellt.

Allgemeine Wirkungen:
Arnica ist das wichtigste Mittel bei Verletzungen und bei einem Verletzungsschock. Es verhindert, dass sich Blutergüsse bilden, fördert die Wundheilung und wirkt entzündungshemmend. Auch Arnica ist ein Akutmittel, das Sie bei stumpfen Verletzungen als Erstes nehmen sollten.

Typische Symptome:
- zerschlagenes Gefühl
- die Beschwerden werden heruntergespielt
- es besteht Abneigung gegen Gesellschaft und Mitgefühl

Verbesserung der Beschwerden durch:
- Hinlegen

Verschlimmerung der Beschwerden durch:
- Berührung
- Bewegung

Bewährte Indikationen:
- Prellungen, Quetschungen, Verstauchungen
- körperliche Überanstrengung mit Muskelkater
- nach dem Zähneziehen
- Kopfverletzungen mit Gehirnerschütterung

Nehmen Sie Arnica niemals vorbeugend, etwa vor einem Eingriff beim Zahnarzt oder einer anstrengenden sportlichen Aktivität ein. Sie könnten dadurch – so wie Hahnemann in seinem Selbstversuch – Prüfsymptome bekommen und die anschließenden Beschwerden dadurch verschlimmern. Wenden Sie Arnica nicht in Potenzen unterhalb D6 oder C6 an, da niedrigere Potenzen blutungsfördernd wirken.

Arsenicum album

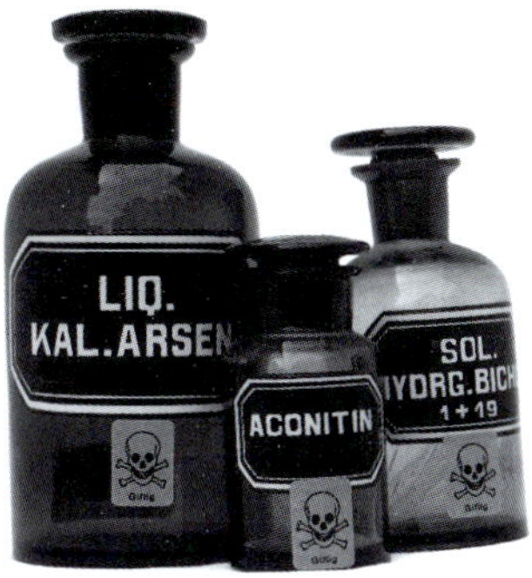

Ausgangssubstanz:
Arsenicum album wird aus der arsenischen Säure, kurz Arsen genannt, hergestellt. Es war im Altertum das klassische Gift der Giftmörder und führte, wenn es der Nahrung beigemischt wurde, über heftigste Durchfälle und Erbrechen zum Tod. Aufgrund der hohen Giftigkeit ist das Mittel in Deutschland bis einschließlich zur Potenz D3 rezeptpflichtig.

Allgemeine Wirkungen:
Bei chronischen Beschwerden und als konstitutionelles Mittel hilft Arsen besonders bei Menschen, die zu Perfektionismus neigen und dabei sehr ordentlich und ängstlich sind. Als Akutmittel ist es vor allem bei Brechdurchfällen bewährt, die durch verdorbene Lebensmittel entstanden sind.

Typische Symptome:
- großes Verlangen nach warmen Getränken
- Ruhelosigkeit mit Angst
- brennende Schmerzen
- Frösteln

Verbesserung der Beschwerden durch:
- warme Anwendungen und Getränke
- Liegen mit erhöhtem Kopf

Verschlimmerung der Beschwerden durch:
- kalte Nahrung und Getränke

Bewährte Indikationen:
- Brechdurchfall
- Lebensmittelvergiftung
- Magen-Darm-Infektionen
- Durchfall durch Angst

Arsenicum album wenden Sie im Akutfall am besten als Wasserauflösung an. Trinken Sie davon in kleinen Schlucken bis zur Besserung.

Belladonna

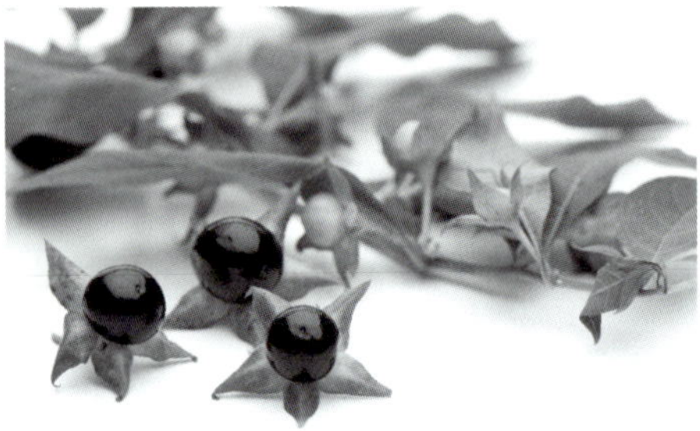

Ausgangssubstanz:
Das homöopathische Mittel wird aus der Tollkirsche (*Atropa Belladonna*) hergestellt, deren Inhaltsstoff Atropin pupillenerweiternd wirkt. Übersetzt heißt Belladonna „schöne Frau", da sich feine Damen früher Extrakte der Tollkirsche in die Augen geträufelt haben, um attraktiver auszusehen. Da Atropin ein tödliches Gift ist, ist auch Belladonna in Deutschland bis einschließlich der Potenz D3 rezeptpflichtig.

Allgemeine Wirkungen:
Belladonna hilft bei entzündlichen Beschwerden, die plötzlich einsetzen und heftig sind. Dabei wirkt es fiebersenkend und entzündungshemmend.

Typische Symptome:
- Fieber ohne Durst, mit rotem, heißem Kopf sowie kalten Händen und Füßen
- dampfende, brennende Hitze des Körpers
- Entzündungen mit Röte und Hitze
- pochende oder pulsierende Schmerzen

Verbesserung der Beschwerden durch:
- Ruhe
- aufrechtes Sitzen
- warmes Zudecken

Verschlimmerung der Beschwerden durch:
- Berührung
- Erschütterung
- Bewegung
- helles Licht
- Geräusche
- Hinlegen

Bewährte Indikationen:
- grippale Infekte
- Mandelentzündung
- alle Entzündungen mit heißer Röte

Wenn Sie einen fieberhaften grippalen Infekt haben, ist oft Aconitum das richtige Anfangsmittel. Kommt es daraufhin zum Schweißausbruch und dampfender Hitze, sollten Sie zu Belladonna greifen.

Bryonia

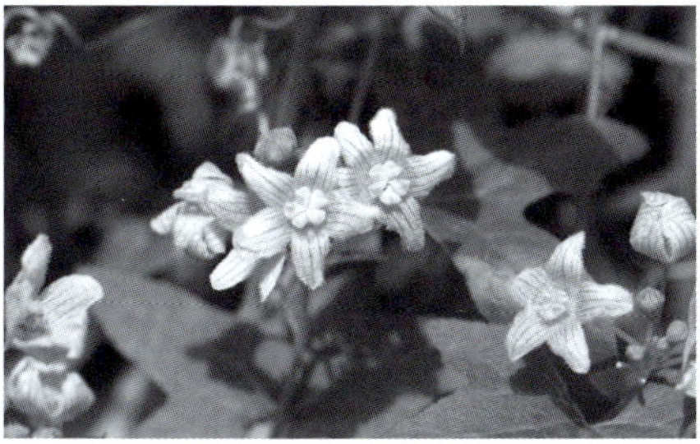

Ausgangssubstanz:
Bryonia wird aus der fein gehackten und zu Brei zerstampften Wurzel der Weißen Zaunrübe (*Bryonia alba*), die zu den Kürbisgewächsen gehört, hergestellt.

Allgemeine Wirkungen:
Das Mittel wirkt vor allem auf die Schleimhäute und die Gelenkinnenhäute. Gleichzeitig hilft es bei stechenden Schmerzen.

Typische Symptome:
- es besteht großer Durst auf kalte Getränke
- Beschwerden treten bei warmem Wetter auf, wenn es davor kalt gewesen ist
- die Schleimhäute sind extrem trocken
- die Patienten sind äußerst reizbar

Verbesserung der Beschwerden durch:
- absolute Ruhe
- Druck
- Liegen auf der schmerzhaften Seite

Verschlimmerung der Beschwerden durch:
- die geringste Bewegung
- Wärme
- jede Lageveränderung

Bewährte Indikationen:
- grippale Infekte mit trockenem Husten
- Gelenkschmerzen bei Rheuma
- Hexenschuss
- Brustschmerzen bei Bronchitis

Im Gegensatz zu Belladonna und Aconitum entwickeln sich die Beschwerden bei Bryonia allmählich. Und auch das Mittel selbst braucht für seine Wirkung einige Zeit. Wiederholen Sie daher die Einnahme in einer niedrigen Potenz dreimal täglich.

Cantharis

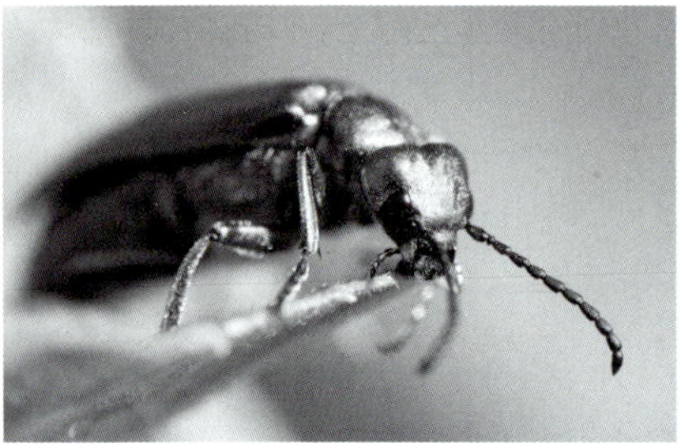

Ausgangssubstanz:
Die zu den Käfern zählende Spanische Fliege (*Cantharis vesicatoria*) ist die Ursubstanz des Mittels, wobei der ganze, getrocknete Käfer potenziert wird. Die Spanische Fliege enthält den giftigen Stoff Cantharidin, der in Cantharidenpflastern zur Ausleitungstherapie eingesetzt wird. Aufgrund der starken Giftwirkung ist Cantharis in Deutschland bis einschließlich zur Potenz C3 rezeptpflichtig.

Allgemeine Wirkungen:
Cantharis lindert vor allem brennende Schmerzen, die durch Entzündungen oder Verbrennungen entstanden sind.

Typische Symptome:
- stechende, brennende Schmerzen
- trotz großem Durst besteht Abneigung gegen Getränke
- ständiger Harndrang
- Urin brennt wie Feuer

Verbesserung der Beschwerden durch:
- Wärme
- Ruhe

Verschlimmerung der Beschwerden durch:
- Bewegung
- Wasserlassen
- Kaffeetrinken

Bewährte Indikationen:
- Blasenentzündung
- Verbrennungen
- Verbrühungen

Bei Verbrennungen und Verbrühungen wirkt Cantharis am besten, wenn Sie es unmittelbar nach der Verletzung einnehmen, ehe sich Blasen ausgebildet haben.

Coffea

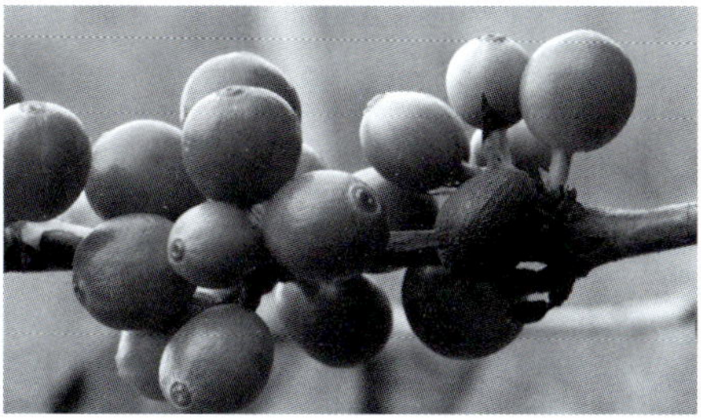

Ausgangssubstanz:
Aus ungerösteten Kaffeebohnen wird das homöopathische Mittel Coffea hergestellt. Der Hauptbestandteil der Kaffeebohne, das Koffein, ist auch heute noch Bestandteil einiger schulmedizinischer Schmerzmittel.

Allgemeine Wirkungen:
Coffea hilft bei allen Beschwerden, die Sie von zu reichlichem Kaffeegenuss her kennen. Es beruhigt überreizte Nerven, wirkt schlaffördernd und vermindert die Schmerzempfindlichkeit.

Typische Symptome:
- nervöses Herzklopfen
- Schlaflosigkeit durch die Unfähigkeit abzuschalten
- hochgradige Schmerzempfindlichkeit
- alle Sinne sind überreizt

Verbesserung der Beschwerden durch:
- Wärme
- Hinlegen
- Mundspülung mit eiskaltem Wasser

Verschlimmerung der Beschwerden durch:
- starke Gerüche
- Lärm
- Kälte
- starke Gefühlserregungen wie große Freude oder Überraschungen

Bewährte Indikationen:
- Schlaflosigkeit aufgrund von Nervosität
- nervöses Herzklopfen, nervöse Übererregung
- Folgen von übermäßigem Kaffeekonsum

Coffea hilft Ihnen zuverlässig, wenn Ihnen im Bett tausend Gedanken durch den Kopf gehen und Sie einfach weder abschalten noch einschlafen können. Nehmen Sie dann einmalig fünf Tropfen der Potenz LM VI.

Colocynthis

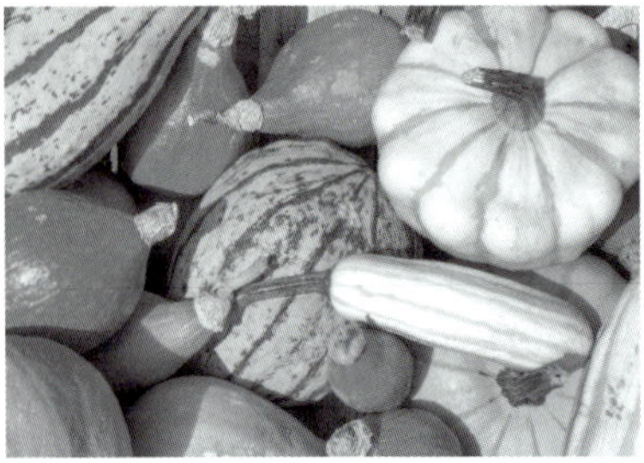

Ausgangssubstanz:
Aus der getrockneten, geschälten und von dem Samen befreiten Kürbisfrucht (*Citrullus colocynthis*) wird das Mittel Colocynthis hergestellt. Das Fruchtfleisch enthält Colocynthin, das den Darm reizt und Krämpfe auslöst. Daher ist das Mittel in Deutschland bis einschließlich zur Potenz D3 rezeptpflichtig.

Allgemeine Wirkungen:
Colocynthis wirkt krampflösend und beseitigt vor allem Bauchschmerzen sowie Koliken, die durch Zorn oder Entrüstung entstanden sind.

Typische Symptome:
- kolikartige Bauchschmerzen, Magenschmerzen
- heftige Nervenschmerzen
- Schmerzen entstehen durch unterdrückte Wut

Verbesserung der Beschwerden durch:
- Zusammenkrümmen
- Abgehen von Blähungen
- Druck auf die schmerzhafte Stelle
- Wärme

Verschlimmerung der Beschwerden durch:
- feuchte Kälte
- Liegen auf der schmerzlosen Seite

Bewährte Indikationen:
- kolikartige Bauchschmerzen
- Ischiasbeschwerden
- Kopfschmerzen durch Ärger

Erinnern Sie sich noch an Schneider Böck aus „Max und Moritz" von Wilhelm Busch? Die bösen Buben hatten den armen Schneider so geärgert, dass er heftiges Magendrücken bekam. Als seine Frau ihm zu Hause ein heißes Bügeleisen auf den Bauch legte, verschwanden seine Beschwerden. Diese Geschichte beschreibt perfekt das Arzneimittelbild von Colocynthis.

Cuprum

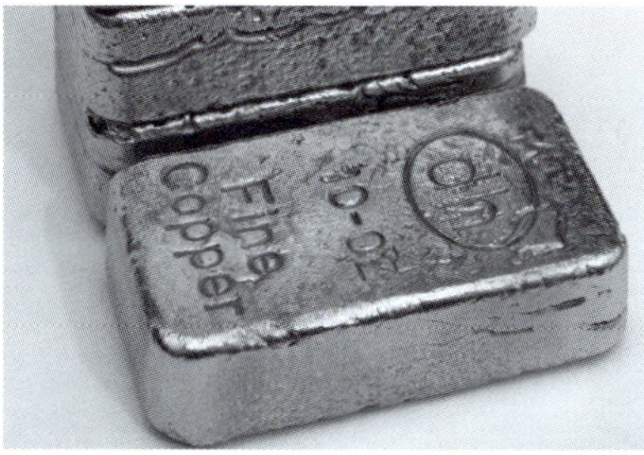

Ausgangssubstanz:
Zur Herstellung von Cuprum wird das rötliche Metall Kupfer fein verrieben und potenziert. In großen Dosen eingenommen, wirkt Kupfer giftig, verursacht Krämpfe und Lähmungen, die tödlich sein können.

Allgemeine Wirkungen:
Cuprum wirkt krampflösend auf die Muskulatur und entspannt auch die feinen Muskelwände in den Bronchien.

Typische Symptome:
- krampfartiger Husten
- Atemnot durch Einschnürungsgefühl in der Brust
- Muskelkrämpfe, die in den Zehen beginnen

Verbesserung der Beschwerden durch:
- kalte Getränke
- Schwitzen

Verschlimmerung der Beschwerden durch:
- Berührung
- Erbrechen

Bewährte Indikationen:
- Muskelkrämpfe
- Asthma
- Bronchitis mit Atemnot

Wenn Sie häufiger unter schmerzhaften Krämpfen in den Zehen oder Waden leiden, können Sie Cuprum eine Zeit lang täglich in einer niedrigen Potenz einnehmen. Hierzu sind am besten die Potenzen D4 oder D6 geeignet.

Drosera

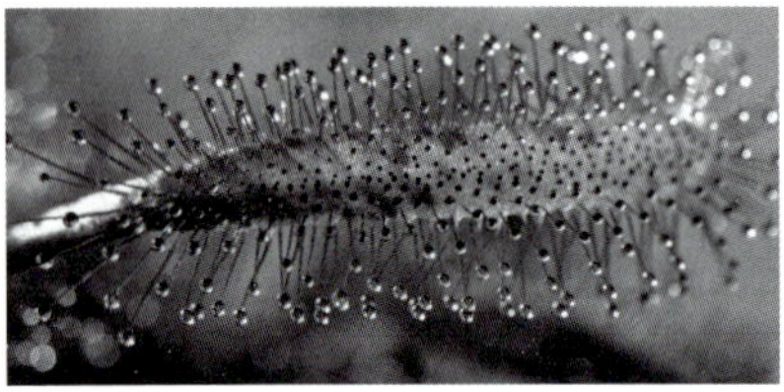

Ausgangssubstanz:
Drosera ist eine potenzierte Aufbereitung aus der fleischfressenden Pflanze Sonnentau (*Drosera rotundifolia*). Dabei wird die ganze, zu Beginn der Blüte gesammelte Pflanze verwendet.

Allgemeine Wirkungen:
Drosera beeinflusst vor allem die Atemorgane. Es erweitert die Bronchien und löst zähen Schleim in den Luftwegen. Hahnemann hielt es für das wichtigste Mittel bei Keuchhusten.

Typische Symptome:
- krampfartige Hustenanfälle folgen rasch aufeinander
- beim Husten kommt es zum Würgereiz
- Hustenanfälle werden durch Kitzeln im Hals ausgelöst
- die Stimme ist rau und tonlos

Verbesserung der Beschwerden durch:
- frische Luft
- Aufsetzen oder Aufstehen

Verschlimmerung der Beschwerden durch:
- Liegen
- Sprechen oder Lachen
- Warmwerden im Bett

Bewährte Indikationen:
- krampfartiger Husten bei Infekten oder Allergien
- Keuchhusten
- Kehlkopfentzündung

Drosera wird Ihnen bei Husten mit den oben beschriebenen Symptomen besonders gut helfen, wenn sich die Hustenanfälle nachts verschlimmern.

Eupatorium

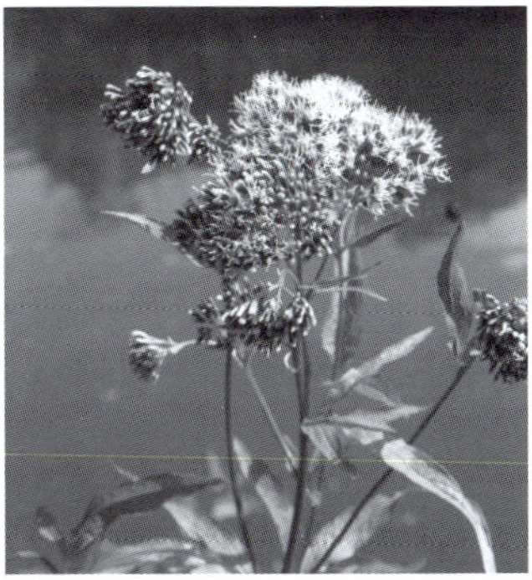

Ausgangssubstanz:
Eupatorium wird aus dem zu den Korbblütlern zählenden Wasserdost (*Eupatorium perfoliatum*) hergestellt. Dabei kommen nur die oberirdischen Teile, die zu Beginn der Blütezeit gesammelt werden, zum Einsatz.

Allgemeine Wirkungen:
Eupatorium ist ein wichtiges Fieber- und Grippemittel in der Homöopathie. Dabei lindert es besonders Muskel- und Gliederschmerzen.

Typische Symptome:
- Rückenschmerzen
- Schmerzen in allen Knochen der Arme und Beine
- schmerzende Augäpfel
- Schüttelfrost mit anschließendem Schwitzen
- starker Durst auf eiskaltes Wasser

Verbesserung der Beschwerden durch:
- Unterhaltung
- Schwitzen

Verschlimmerung der Beschwerden durch:
- Bewegung

Bewährte Indikationen:
- grippale Infekte
- echte Virusgrippe

Eupatorium wird von Homöopathen auch der „Knochenbrecher" genannt. Wenn Sie an einer fieberhaften Grippe leiden, alle Knochen und Muskeln schmerzen und Sie sich wie zerschlagen fühlen, ist es das richtige Mittel. Da die Beschwerden so typisch sind, ist Eupatorium auch häufig in homöopathischen Komplexmitteln gegen grippale Infekte enthalten.

Euphrasia

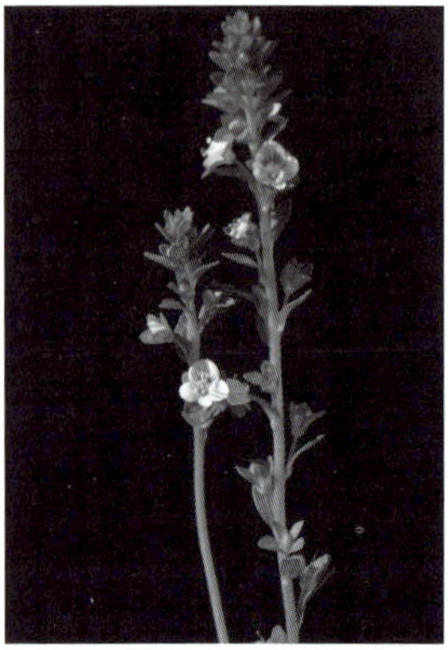

Ausgangssubstanz:
Augentrost (*Euphrasia officinalis*) ist eine Wiesenpflanze aus der Familie der Sommerwurzgewächse. In der Pflanzenheilkunde wird sie schon seit dem 14. Jahrhundert zur Behandlung von Augenentzündungen eingesetzt. Für die homöopathische Zubereitung wird die ganze, blühende Pflanze verarbeitet.

Allgemeine Wirkungen:
Euphrasia wirkt entzündungshemmend auf die Bindehäute der Augen und auf die Nasenschleimhaut.

Typische Symptome:
- scharfer, brennender Tränenfluss
- Gefühl, als wäre Sand in den Augen
- geschwollene Augenlider
- milder Schnupfen
- klebriger Schleim in den Augen

Verbesserung der Beschwerden durch:
- Abdunkelung des Zimmers
- Hinlegen
- frische Luft
- Aufenthalt im Freien

Verschlimmerung der Beschwerden durch:
- helles Licht, vor allem Kunstlicht
- warmes, windiges Wetter

Bewährte Indikationen:
- Bindehautentzündung
- Augenverletzungen
- Heuschnupfen

Euphrasia kommt zur Behandlung derselben Erkrankungen in Frage wie Allium cepa. Hier sehen Sie deutlich die Bedeutung der Modalitäten: Zwar tränen bei beiden Mitteln die Augen und es läuft die Nase – nur sind Schärfe und Milde der Absonderungen genau umgekehrt!

Gelsemium

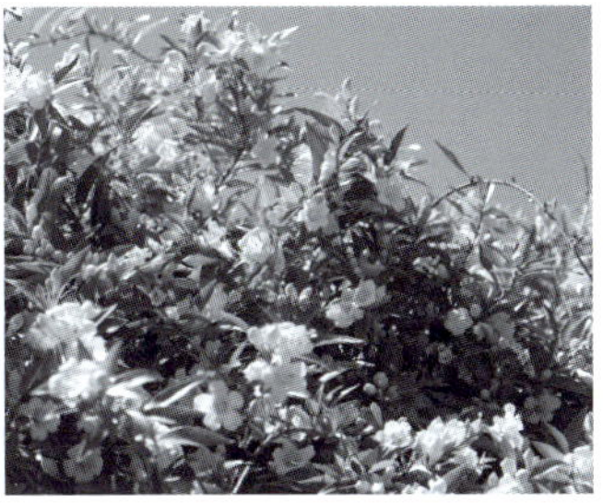

Ausgangssubstanz:
Der Wurzelstock des Wilden Yasmin (*Gelsemium sempervirens*) ist die Ursubstanz dieses homöopathischen Mittels. In hohen Dosen eingenommen, wirkt die Kletterpflanze wegen ihres Nervengifts Gelsemin atmungs- und muskellähmend. Aufgrund seiner Giftigkeit ist Gelsemium in Deutschland bis einschließlich der Potenz D3 rezeptpflichtig.

Allgemeine Wirkungen:
Das Mittel hat seine Hauptwirkung auf das Nervensystem und das Gehirn. Gleichzeitig beeinflusst es die Muskelzellen und kann fiebersenkend wirken.

Typische Symptome:
- zittrige Schwäche
- Durstlosigkeit trotz Fieber
- Frostschauer, die den Rücken hinunterlaufen
- Durchfall nach Prüfungen

Verbesserung der Beschwerden durch:
- Wasserlassen
- frische Luft
- Stimulantien wie Kaffee und Alkohol

Verschlechterung der Beschwerden durch:
- Hitze und Schwüle
- Rauchen
- Aufregung und Stress
- Denken an die Beschwerden

Bewährte Indikationen:
- Examensangst und Lampenfieber
- Angst vor dem Zahnarzt
- Sommergrippe

Ebenso wie Argentum nitricum ist Gelsemium ein Mittel gegen Ängste. Welches Mittel für Sie das richtige ist, können Sie ganz einfach herausfinden: Nehmen Sie Argentum nitricum, wenn Sie vor dem Gang zum Zahnarzt oder zu einer Prüfung Durchfall haben. Gelsemium ist Ihr Mittel der Wahl, wenn der Durchfall erst nach dem unangenehmen Ereignis einsetzt.

Hepar sulfuris

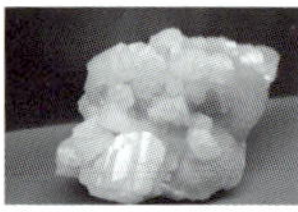
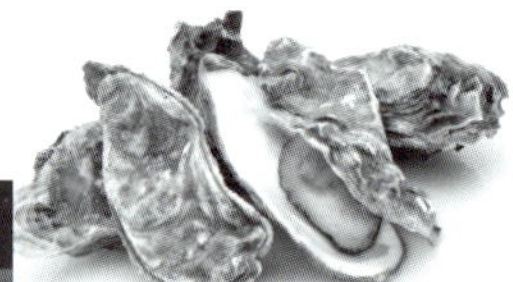

Ausgangssubstanz:
Der deutsche Name für Hepar sulfuris ist Kalkschwefelleber. Dazu werden Austernschalenkalk und Schwefelblumen im Mörser zu einem feinen Pulver zermahlen sowie anschließend potenziert.

Allgemeine Wirkungen:
In niedrigen Potenzen fördert das Mittel die Reifung von Eiterbildung, eröffnet dadurch den Entzündungsherd und lässt das eitrige Sekret abfließen. Hohe Potenzen drängen dagegen die Eiterbildung zurück.

Typische Symptome:
- die Haut ist an den erkrankten Stellen sehr berührungsempfindlich
- alle Absonderungen wie Schweiß und Sekrete riechen säuerlich oder wie alter Käse
- splitterartige Schmerzen
- Eiterbildung

Verbesserung der Beschwerden durch:
- warme Umschläge
- warmes Einhüllen

Verschlimmerung der Beschwerden durch:
- Berührung
- Zugluft
- kalte Luft

Bewährte Indikationen:
- Furunkel und Abszesse
- Nasennebenhöhlenentzündung
- Nagelumlauf
- Gerstenkorn

Wenn Sie alle drei Stunden die Potenz C6 einnehmen, wird sich der Eiterherd bald zusammenziehen und von selbst öffnen, sodass die Sekrete abfließen können. Eine Mittelohrentzündung mit Eiterbildung und eine eitrige Mandelentzündung sprechen zwar auch sehr gut auf das Mittel an, hier sollten Sie jedoch einen erfahrenen Homöopathen zu Rate ziehen.

Hypericum

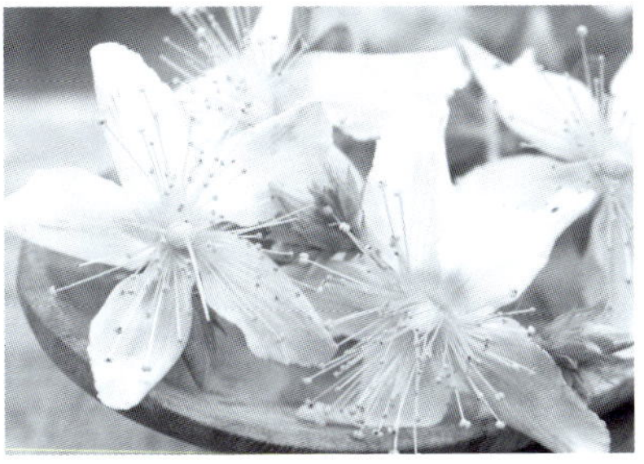

Ausgangssubstanz:
Das homöopathische Mittel Hypericum wird aus Johanniskraut (*Hypericum perfoliatum*) aufbereitet. Dazu wird die ganze, blühende Pflanze verwendet. Johanniskraut gilt als eines der stärksten natürlichen Antidepressiva und wird auch von Schulmedizinern gegen Depressionen und Burnout verordnet.

Allgemeine Wirkungen:
Hypericum ist das stärkste homöopathische Mittel bei Nervenverletzungen. Es regeneriert durch Quetschungen und Schnittwunden verletzte Nerven besonders an nervenreichen Körperteilen wie Finger- und Zehenspitzen oder an der Wirbelsäule.

Typische Symptome:
- stechende, aufwärts schießende Schmerzen entlang von Nervenbahnen
- Nervenschmerzen in Zahnwurzeln

Verbesserung der Beschwerden durch:
- Beugen des Kopfs nach hinten

Verschlimmerung der Beschwerden durch:
- Berührung
- feuchtes, kaltes Wetter

Bewährte Indikationen:
- Quetschungen der Finger oder Zehen
- Schmerzen in Operationswunden
- Beschwerden nach Zahnwurzelbehandlungen
- Stich- und Schnittwunden
- Prellungen der Wirbelsäule, besonders Steißbeinprellungen
- Zahnschmerzen

Hypericum ist ein hervorragendes Erste-Hilfe-Mittel bei Stich- und Schnittverletzungen z. B. durch Messer oder Glasscherben sowie bei punktförmigen Wunden unter anderem durch Nägel. Das Mittel wirkt besonders gut, wenn sich die Schmerzen durch Kälte verschlimmern.

Ignatia

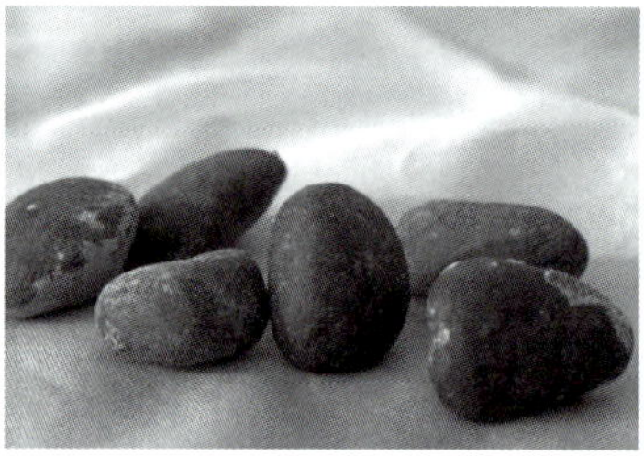

Ausgangssubstanz:
Das homöopathische Mittel Ignatia wird aus den reifen Samen des Ignatius-Bohnenbaums (*Strychnos Ignatii*) hergestellt. Diese Bohnen enthalten das Nervengift Strychnin, weshalb das Mittel bei uns auch bis einschließlich zur Potenz D3 rezeptpflichtig ist.

Allgemeine Wirkungen:
Ignatia ist das wirkungsvollste homöopathische Mittel bei akutem Kummer. Es besänftigt, beruhigt und erleichtert die Trauerbewältigung.

Typische Symptome:
- stiller Kummer
- Kloßgefühl im Hals
- Beklemmungsgefühl in der Brust
- Seufzen
- plötzliche Tränenausbrüche

Verbesserung der Beschwerden durch:
- Essen
- Weinen

Verschlimmerung der Beschwerden durch:
- Rauchen und Tabakgeruch
- Kaffeetrinken

Bewährte Indikationen:
- Liebeskummer
- Trauer nach dem Verlust eines geliebten Menschen durch Tod oder Trennung
- Trauer nach Tod des Haustiers
- Schlaflosigkeit durch Kummer

Wenn Sie eine traurige Nachricht in eine Art Schockzustand versetzt, ist Ignatia eine verlässliche Hilfe. Nehmen Sie im Bedarfsfall 5 Tropfen von der Potenz LM VI ein, und Sie werden merken, dass Sie sich schon wenige Minuten später etwas beruhigt haben und wieder frei durchatmen können.

Ipecacuanha

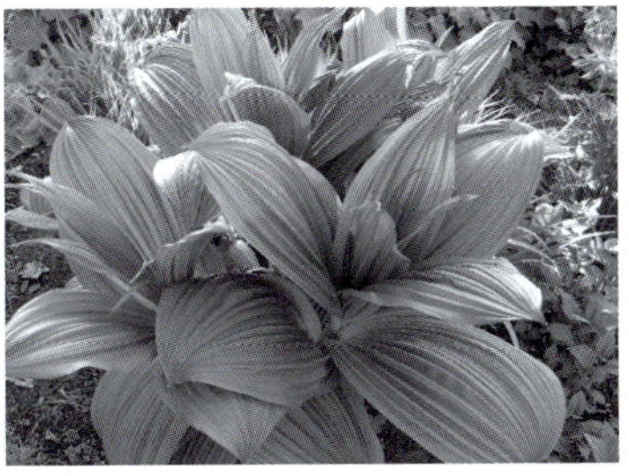

Ausgangssubstanz:
Die Brechwurzel (*Cephalis ipecacuanha*) ist ein tropischer Strauch, aus dessen zur Blütezeit gesammelten und dann getrockneten Wurzel das Mittel Ipecacuanha hergestellt wird. Aufgrund der darin enthaltenen Alkaloide wirkt die Wurzel extrem reizend auf die Magenschleimhaut. Die Schulmedizin macht sich diesen Effekt zunutze und wendet Präparate aus der Brechwurzel als Notfallmittel an, um etwa bei Vergiftungen Erbrechen auszulösen. Diese Präparate sind ebenso rezeptpflichtig wie die homöopathische Zubereitung bis einschließlich zur Potenz D3.

Allgemeine Wirkungen:
Das Mittel wirkt hauptsächlich auf die Schleimhäute des Magen-Darm-Trakts und auf den Vagus-Nerv, der ihn versorgt. Dadurch kann sich die Wandmuskulatur von Magen und Darm entspannen, und der Brechreiz lässt nach.

Typische Symptome:
- anhaltende Übelkeit, die sich durch Erbrechen nicht bessert
- Übelkeit mit Migräne
- blasses Gesicht mit blassen Lippen
- feucht-kalte Haut

Verbesserung der Beschwerden durch:
- frische Luft

Verschlimmerung der Beschwerden durch:
- Hinlegen
- Wärme

Bewährte Indikationen:
- Übelkeit
- Erbrechen
- Migräne

Das Mittel stoppt zuverlässig anhaltende Übelkeit und Erbrechen – egal welche Ursache Ihre Beschwerden haben. So kann es z. B. sowohl bei einem Magen-Darm-Infekt als auch bei Übelkeit in den ersten Schwangerschaftsmonaten helfen.

Ledum

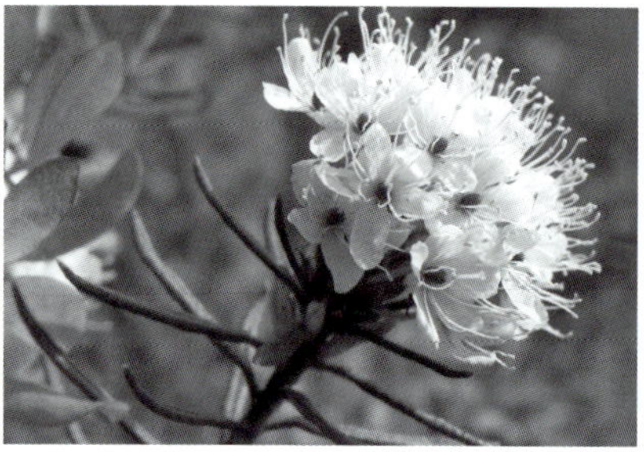

Ausgangssubstanz:
Der Sumpfporst (*Ledum palustre*) gehört zu den Heidekrautgewächsen und hat aufgrund seines ätherischen Öls eine keimtötende Wirkung. Im Sommer werden seine jungen Sprossen gesammelt, getrocknet, pulverisiert und anschließend homöopathisch aufbereitet.

Allgemeine Wirkungen:
Ledum ist vor allem ein Erste-Hilfe-Mittel zur Selbstmedikation bei Stichverletzungen. Es beugt Wundinfektionen vor und lindert die Schmerzen.

Typische Symptome:
- bläulich geschwollene Haut um die Verletzung herum
- die Haut um die Verletzung fühlt sich kalt an
- sichtbare Einblutung

Verbesserung der Beschwerden durch:
- kalte Umschläge

Verschlimmerung der Beschwerden durch:
- Wärme
- Berührung

Bewährte Indikationen:
- Insektenstiche
- Schnitt- und Stichwunden
- Augenverletzungen

Auch hier sehen Sie, dass dieselbe Art der Verletzung unterschiedliche Mittel benötigen kann. Bei Stich- und Schnittwunden mit einer Verletzung der Nerven ist Hypericum meistens das richtige Mittel. Fühlt sich die Wunde allerdings kalt an und bessern sich die Schmerzen paradoxerweise durch kalte Umschläge, sollten Sie zu Ledum greifen.

Eine weitere bewährte Indikation des Mittels sind Augenverletzungen, insbesondere wenn Sie eine kleine Blutung im Augapfel sehen.

Mercurius

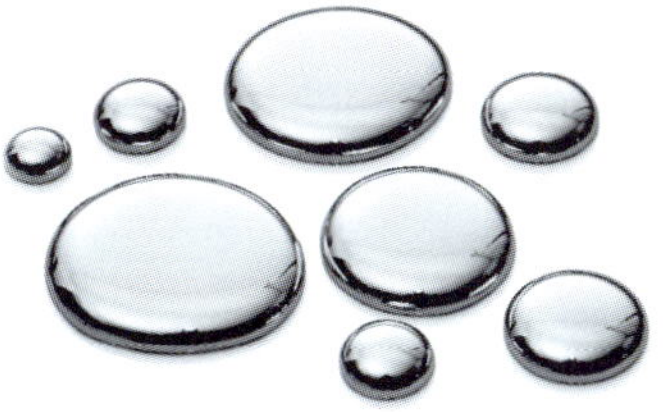

Ausgangssubstanz:
Mercurius ist eine homöopathische Aufbereitung von Quecksilber. Diese hochgiftige Substanz wurde früher in der Schulmedizin zur Behandlung von Syphilis eingesetzt. In Deutschland ist Mercurius bis einschließlich zur Potenz D3 rezeptpflichtig.

Allgemeine Wirkungen:
Das potenzierte Quecksilber wirkt besonders gut auf die Haut und ist in der Homöopathie ein bewährtes Heilmittel bei schlecht heilenden Geschwüren, die meistens übelriechende Absonderungen haben.

Typische Symptome:
- starke Speichelbildung
- übler Mundgeruch
- gelblich-grüne Absonderungen
- obwohl der Mund feucht ist, besteht großer Durst

Verbesserung der Beschwerden durch:
- gemäßigte Temperaturen

Verschlimmerung der Beschwerden durch:
- Schwitzen
- sowohl Kälte als auch Wärme
- Temperaturwechsel

Bewährte Indikationen:
- Mandelentzündung
- Mundgeschwüre (Aphthen)
- Zahnfleischentzündung
- vereiterte Zahnwurzeln
- Furunkel

Ebenso wie Hepar sulfuris und Silicea ist Mercurius ein Mittel, das bei eitrigen Entzündungen angewendet wird. Bei der Unterscheidung der Mittel helfen Ihnen die Modalitäten. Dabei ist eine der hervorstechendsten Besonderheiten bei Mercurius, dass eine große Temperaturempfindlichkeit besteht.

Nux vomica

Ausgangssubstanz:
Die Brechnuss (*Strychnos nux vomica*) enthält in ihrem Samen das Nervengift Strychnin, das in hohen Dosen zu schweren Nervenschäden führt. Bei uns ist daher Nux vomica bis einschließlich zur Potenz D3 rezeptpflichtig.

Allgemeine Wirkungen:
Seine Hauptwirkung entfaltet Nux vomica auf das Nervensystem. Es ist ein Mittel für viele Beschwerden, die durch die ungesunde, hektische Lebensweise unserer schnelllebigen, leistungsorientierten Zeit hervorgerufen werden.

Typische Symptome:
- nervöse Reizbarkeit
- Überempfindlichkeit aller Sinnesorgane
- Übelkeit nach dem Essen
- Kater-Kopfschmerzen
- nervöse Schlafstörungen
- Verstopfung mit vergeblichem Stuhldrang

Verbesserung der Beschwerden durch:
- Wärme und warme Anwendungen
- Ruhe

Verschlimmerung der Beschwerden durch:
- geistige Anstrengung
- Genussmittel wie Alkohol, Kaffee, Nikotin
- Geräusche
- grelles Licht
- Schlafmangel

Bewährte Indikationen:
- Verdauungsschwäche, Verstopfung
- Beschwerden durch Genussmittelmissbrauch
- Beschwerden nach zu üppigem Essen
- nervöse Überreiztheit

Nux vomica ist immer dann angezeigt, wenn Sie die Folgen von zu viel Stress oder Genussmitteln zu spüren bekommen. Es ist nicht nur ein bewährtes „Kater-Mittel“, sondern hilft Ihnen auch, wenn Sie wegen Überarbeitung und Anspannung nicht zur Ruhe kommen können.

Phosphorus

Ausgangssubstanz:
Phosphor ist ein chemisches Element, das im menschlichen Körper unverzichtbar ist. Es versorgt die Körperzellen mit Energie und ist sowohl in den Knochen und Zähnen als auch in der Erbsubstanz (DNA) enthalten. Phosphor leuchtet im Dunklen, entzündet sich selbst in der Luft und ist wegen seiner Giftigkeit als homöopathisches Mittel in Deutschland bis einschließlich zur Potenz D3 rezeptpflichtig.

Allgemeine Wirkungen:
Phosphorus wirkt hauptsächlich auf das Nervensystem und die Schleimhäute. Außerdem ist es ein ausgezeichnetes Akutmittel bei Blutungen.

Typische Symptome:
- Angst vor der Dunkelheit, vor Gewitter und dem Alleinsein
- großer Durst auf eiskalte Getränke
- kleine Stöße führen schnell zu blauen Flecken
- raue Stimme bis hin zur Stimmlosigkeit
- trockener Husten
- Neigung zu Blutungen

Verbesserung der Beschwerden durch:
- Schlaf
- Zuwendung
- kalte Anwendungen und Getränke

Verschlimmerung der Beschwerden durch:
- Gewitter
- heiße Nahrung und Getränke
- Liegen auf der linken Seite

Bewährte Indikationen:
- Ängste
- Kehlkopfentzündung, Heiserkeit
- Nasen- und Zahnfleischbluten
- starke Menstruationsblutungen

Wenn Sie unsicher sind, ob Phosphorus das richtige Mittel gegen Ihre Beschwerden ist, sollten Sie besonders auf Ihr seelisches Befinden achten. Wenn Sie nicht allein sein wollen und Trost brauchen, liegen Sie mit Phosphorus richtig.

Pulsatilla

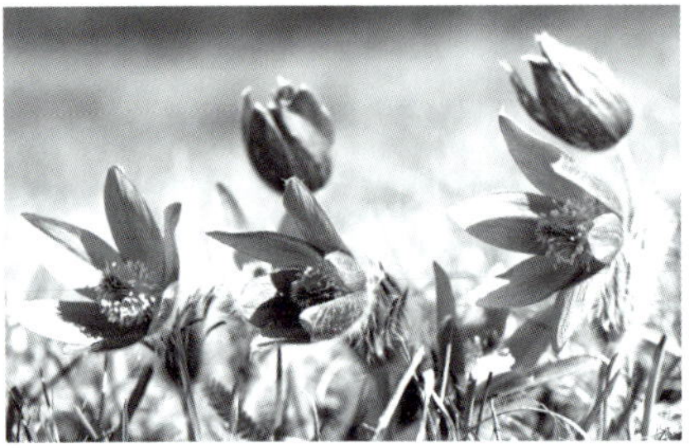

Ausgangssubstanz:
Der Saft der frischen Wiesenkuhschelle (*Pulsatilla pratensis*) aus der Familie der Hahnenfußgewächse ist die Ursubstanz des homöopathischen Mittels Pulsatilla. Die Pflanze enthält Alkaloide, die reizend auf Haut und Schleimhäute wirken sowie zu Erbrechen und Durchfällen führen. Aufgrund dieser giftigen Wirkungen ist Pulsatilla bei uns bis einschließlich zur Potenz D3 rezeptpflichtig.

Allgemeine Wirkungen:
Pulsatilla ist in der Homöopathie als Frauenmittel bekannt, da es wirkungsvoll die weiblichen Hormondrüsen beeinflussen kann. Gleichzeitig kann das Mittel die Gallenblase aktivieren und dadurch die Verdauung fördern.

Typische Symptome:
- Verdauungsbeschwerden und Übelkeit nach zu fettem Essen
- Weinen aus geringstem Anlass
- depressive Verstimmungen vor der Menstruation oder in den Wechseljahren
- Kopfschmerzen nach dem Essen von Eis

Verbesserung der Beschwerden durch:
- frische Luft
- Weinen
- gemächliche Bewegung
- Trost

Verschlimmerung der Beschwerden durch:
- Hitze
- schweres, fettes Essen
- stickige Räume

Bewährte Indikationen:
- Übelkeit nach dem Essen
- Menstruationsstörungen
- Reizblase
- Verdauungsschwäche
- Wechseljahrsbeschwerden

Wenn Ihnen beispielsweise eine mächtige Sahnetorte oder eine ganze Tüte fettige Chips schwer im Magen liegen, können Sie sich unbedenklich mit drei Globuli in der Potenz C6 helfen.

Rhus toxicodendron

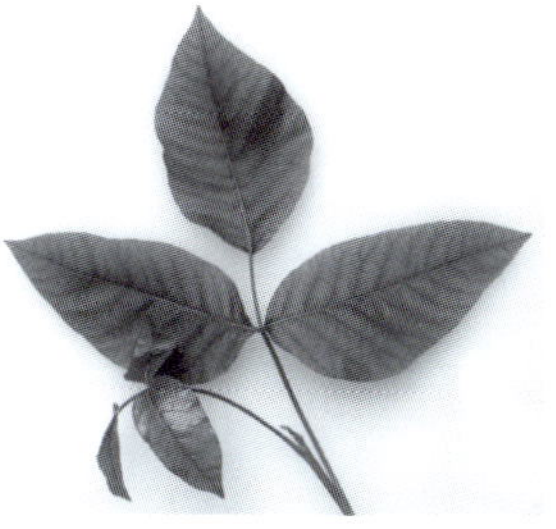

Ausgangssubstanz:
Die Urtinktur für das Mittel wird aus den frischen jungen Trieben des Giftsumach (*Rhus toxicodendron*) hergestellt. Die Pflanze enthält Urushiol, wodurch sie bei Berührung schwere Kontaktekzeme mit Blasenbildung auslöst. Die Heilwirkung von Rhus toxicodendron entdeckte im 18. Jahrhundert ein Arzt, als er bobachtete, wie ein Patient von einem Hautausschlag an der Hand geheilt wurde, weil er versehentlich Giftsumachblätter berührt hatte.

Allgemeine Wirkungen:
Rhus toxicodendron beeinflusst die Haut, die Gelenke und die Sehnen. Es ist eines der wichtigsten Mittel bei Beschwerden des Bewegungsapparats.

Typische Symptome:
- Gelenkschmerzen sind zu Anfang der Bewegung am schlimmsten und bessern sich bei weiterer Bewegung
- Gelenkschmerzen mit Steifheit
- reißende Schmerzen in den Sehnen
- juckende Hautausschläge mit Blasenbildung

Verbesserung der Beschwerden durch:
- trockene Wärme
- Änderung der Lage
- anhaltende Bewegung
- Strecken der Glieder

Verschlimmerung der Beschwerden durch:
- kaltes, feuchtes Wetter
- Nasswerden
- Ruhe

Bewährte Indikationen:
- Arthrose
- Hexenschuss
- Verrenkungen
- Nesselsucht
- rheumatische Gelenkbeschwerden
- Ischiasbeschwerden
- Herpes

Rhus toxicodendron hilft bei Gelenkschmerzen, Ischiasbeschwerden und Hexenschuss vor allem dann, wenn sie durch Kälte, Nässe oder Luftzug hervorgerufen wurden.

Ruta

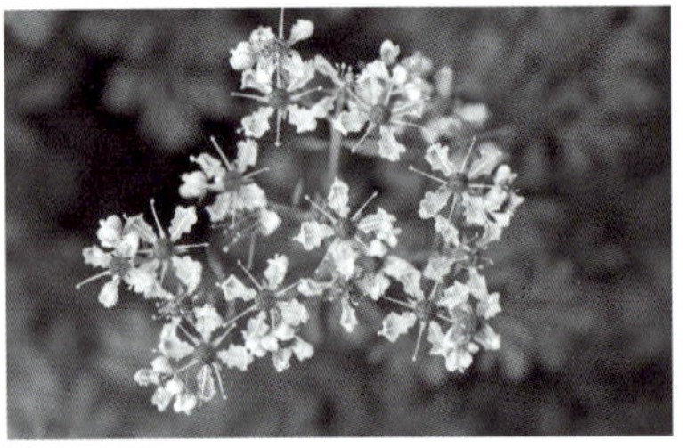

Ausgangssubstanz:
Ruta wird aus dem frischen Kraut der Weinraute (*Ruta graveolens*) hergestellt. Hildegard von Bingen empfahl die Weinraute vor allem zur Stärkung der Sehkraft, in der Volksmedizin wurde sie früher auch gegen Krämpfe und als Gegenmittel bei Pilzvergiftungen eingesetzt.

Allgemeine Wirkungen:
Ruta entfaltet seine größte Wirkung auf die Sehnen, die Knochenhaut und die Augen. Es gilt als eines der besten homöopathischen Mittel bei Sportverletzungen sowie bei der Überanstrengung der Sehnen und Augen.

Typische Symptome:
- Sehnenschmerzen
- dumpfe Schmerzen in den Knochen
- Lahmheitsgefühl im Handgelenk
- Rötung der Augen nach Überanstrengung
- Kopfschmerzen mit brennenden Augen

Verbesserung der Beschwerden durch:
- warme Umschläge

Verschlimmerung der Beschwerden durch:
- Liegen
- feucht-kaltes Wetter
- Kälte

Bewährte Indikationen:
- Knochenprellungen
- Tennisarm, Sehnenscheidenentzündung
- Überanstrengung der Augen beispielsweise durch Lesen von kleiner Schrift, beim Nähen oder durch Bildschirmarbeit

Ruta ist das Mittel der Wahl, wenn entweder durch Prellung oder Überanstrengung die Knochenhaut und Sehnen verletzt sind. Es hilft auch bei schmerzhaften Ablagerungen in den Sehnen und hat schon so manches Überbein am Handgelenk zum Schmelzen gebracht.

Sepia

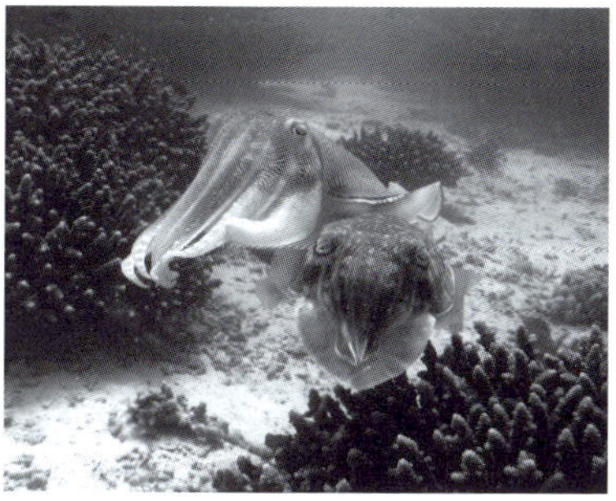

Ausgangssubstanz:
Aus dem getrockneten Inhalt des Tintenbeutels des Tintenfischs (*Sepia officinalis*) wird das homöopathische Mittel Sepia zubereitet. Hahnemann entdeckte die Fischtinte zufällig als mögliches Heilmittel: Er beobachtete, wie ein befreundeter Maler seltsame Beschwerden bekam, nachdem er an einem mit dieser Tinte getränkten Pinsel geleckt hatte.

Allgemeine Wirkungen:
Sepia ist wie Pulsatilla vor allem ein Frauenmittel, denn es beeinflusst besonders die weiblichen Geschlechtsorgane und das Hormonsystem.

Typische Symptome:
- Gefühl, als würde die Gebärmutter nach unten drängen
- Hitzewallungen und Schweißausbrüche in den Wechseljahren
- Ausfluss aus der Scheide
- Abneigung gegen die Familie und gegen Sex
- Reizbarkeit und depressive Verstimmung

Verbesserung der Beschwerden durch:
- heftige Bewegung und Tanzen
- Schlaf
- Bettwärme

Verschlimmerung der Beschwerden durch:
- Feuchtigkeit
- Gewitterluft

Bewährte Indikationen:
- hormonelle Störungen jeder Art
- Wechseljahrsbeschwerden, Menstruationsbeschwerden
- Vaginalausfluss
- depressive Verstimmung

Sepia ist kein Akutmittel. Sie sollten es daher längere Zeit einnehmen. In höheren Potenzen wird Sepia auch zur konstitutionellen Behandlung eingesetzt.

Silicea

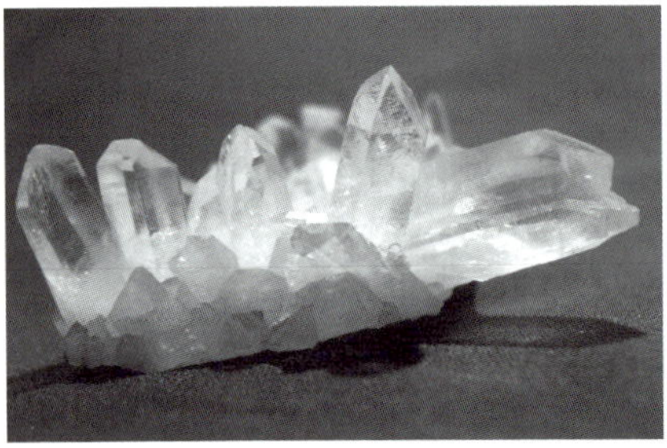

Ausgangssubstanz:
Silicea ist eine Potenzierung von Siliziumdioxid, das früher aus fein pulverisiertem Bergkristall gewonnen wurde. Heute wird die Ursubstanz allerdings synthetisch hergestellt. Das Mineral ist auch im menschlichen Bindegewebe enthalten und sorgt für kräftige Haare und Nägel.

Allgemeine Wirkungen:
Silicea beeinflusst das Bindegewebe, hat einen großen Bezug zur Eiterbildung und kann kleine Fremdkörper wie Splitter austreiben.

Typische Symptome:
- Eiterbildung, die sich langsam entwickelt
- brüchige Fingernägel mit weißen Flecken
- Entzündungen am Nagelbett, z. B. durch Splitter oder kleine Risse
- übelriechender Schweiß an den Füßen

Verbesserung der Beschwerden durch:
- warmes Einhüllen
- heiße Bäder

Verschlimmerung der Beschwerden durch:
- Kälte und kalte Anwendungen

Bewährte Indikationen:
- eingedrungene Splitter oder Dornen
- Furunkel, Abszesse
- Nagelumlauf
- Nagelwuchsstörungen
- Nasennebenhöhlenentzündung
- Schweißfüße

Achtung: Wenn Sie Zahnimplantate oder andere Implantate im Körper haben, dürfen Sie Silicea nicht einnehmen. Es könnte sein, dass das Mittel diese „Ersatzteile" ebenso zur Abstoßung bringt wie einen eingerissenen Rosendorn oder Holzsplitter am Finger.

Sulfur

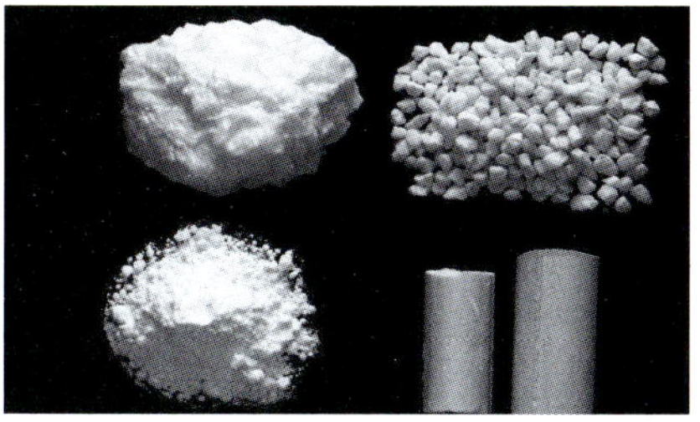

Ausgangssubstanz:
Aus dem feingemahlenen Mineral Schwefel wird die so genannte Schwefelblüte gewonnen und zu dem homöopathischen Mittel Sulfur potenziert. Es ist eines der großen Konstitutionsmittel, kann aber in niedrigen Potenzen auch zur Selbstbehandlung hilfreich sein.

Allgemeine Wirkungen:
Das Mittel Sulfur hat eine starke Beziehung zur Haut, wo es Hitze, Jucken und Brennen lindert. Außerdem regt es den Zellstoffwechsel an und wirkt entgiftend.

Typische Symptome:
- Hautjucken, dass durch Kratzen zunächst gelindert wird, später jedoch in Brennen übergeht
- brennende Schmerzen und Rötung der Haut
- trockene, juckende Hautausschläge
- grippale Infekte heilen nicht richtig aus

Verbesserung der Beschwerden durch:
- frische Luft
- trockenes Wetter

Verschlimmerung der Beschwerden durch:
- Bettwärme
- Waschen und Baden
- alkoholische Getränke

Bewährte Indikationen:
- Ekzeme
- durch die Einnahme vieler Medikamente unterdrückte Krankheiten
- verschleppte grippale Infekte

Wenn Sie von Ihrem Arzt ein Antibiotikum bekommen haben und die Beschwerden dadurch zwar nicht mehr akut sind, Sie sich jedoch trotzdem nicht wirklich gesund fühlen, wird Ihnen Sulfur helfen. Es bringt vor sich „hinschwelende“ Prozesse zur Ausheilung und kann immer wieder aufflackernde Infekte endgültig vertreiben.

Alltags-beschwerden von A bis Z und die passenden Mittel

In diesem Kapitel haben wir für Sie die häufigsten Alltagsbeschwerden von A bis Z und die entsprechenden homöopathischen Mittel zusammengestellt, die zur Behandlung der Beschwerden infrage kommen.

So finden Sie das richtige Mittel gegen Ihre Beschwerden

- Suchen Sie das Stichwort, das Ihren Beschwerden am nächsten kommt. Wählen Sie etwa das Stichwort „Ängste", wenn Sie unter Flugangst leiden, oder „Bauchschmerzen", falls Sie Magenkrämpfe haben.

- Sehen Sie nach, welche homöopathischen Mittel bei Ihrem gesundheitlichen Problem in Frage kommen.

- Lesen Sie aufmerksam die typischen Symptome, und schlagen Sie die Modalitäten der aufgeführten Mittel in Teil II nach.

- Sie werden bei einigen Krankheiten auch homöopathische Mittel finden, die in Teil II nicht vorgestellt wurden. Dabei handelt es sich entweder um so genannte „kleine Mittel", die bei den entsprechenden Beschwerden bestens bewährt sind, oder um Mittel, die meistens in Hochpotenzen zur konstitutionellen Behandlung verordnet werden.

- Entscheiden Sie sich für das Mittel, das am ehesten für Ihre Beschwerden geeignet ist.

- Wenn Sie unsicher sind, sich aber dennoch gerne homöopathisch behandeln möchten, finden Sie bei den meisten Beschwerden zusätzlich zu den Einzelmitteln auch bewährte homöopathische Komplexmittel.

- Nehmen Sie niemals mehrere Mittel gleichzeitig ein. Geben Sie dem von ihnen ausgewählten Medikament im Akutfall mindestens eine Stunde, bei chronischen Beschwerden einen Tag, Zeit zu wirken. Sollten Sie danach keine Besserung spüren, war das Mittel nicht das richtige. Stoppen Sie daher die weitere Einnahme.

- Falls Sie möchten, können Sie dann einen erneuten Versuch mit einem Komplexmittel starten.

Ängste

Angst entsteht als Reaktion auf bestimmte Situationen. Beachten Sie daher genau Ihre persönlichen Angstauslöser bei der Wahl des homöopathischen Mittels.

Aconitum
- Angst vor und in Menschenmengen
- Angst nach einem Unfall
- Panikattacken mit Todesangst
- Angst verbunden mit heftigem Herzklopfen

Aconitum wirkt besonders gut, wenn Ängste ganz plötzlich und ohne Vorwarnung auftreten. Die Beschwerden sind so heftig, dass man glaubt, sie nicht überleben zu können.

Argentum nitricum
- Prüfungsangst mit Durchfall
- Höhenangst
- Flugangst

Häufig besteht gleichzeitig ein Heißhunger auf Süßigkeiten, die aber nicht vertragen werden sowie zu Aufstoßen und Blähungen führen.

Arsenicum album
- Erwartungsspannung mit Frösteln
- Unruhe vor einem bevorstehenden Ereignis

Ängste, die Arsenicum album benötigen, werden meistens in Gesellschaft besser. Dunkelheit und Alleinsein verschlechtern dagegen die Beschwerden.

Phosphorus
- Angst vor dem Alleinsein
- Angst vor Hunden
- Angst bei Gewitter

Das Mittel passt besonders gut, wenn Sie generell sehr schreckhaft sind und sich leicht fürchten.

Bewährte Komplexmittel:
Zurzeit können wir Ihnen keine homöopathischen Komplexmittel gegen Ängste empfehlen.

Bauchschmerzen

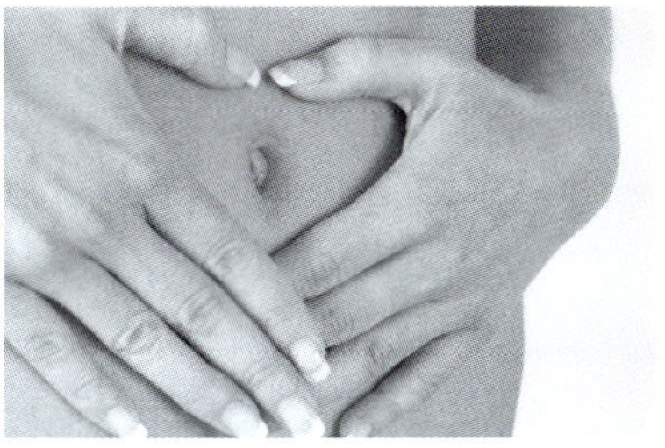

Bauchschmerzen können vielfältige Ursachen haben – teilweise auch bedrohliche wie eine Blinddarmentzündung. Gehen Sie daher unbedingt zum Arzt, wenn Ihre Schmerzen durch die homöopathische Selbstbehandlung nicht innerhalb weniger Stunden nachlassen oder ungewöhnlich heftig werden.

Argentum nitricum
- nervöse Bauchschmerzen
- ständiges Aufstoßen
- lauter Abgang von Blähungen

Das Mittel wird Ihre Bauchschmerzen lindern, wenn sie durch Aufregung (z. B. vor einer Prüfung) entstanden sind.

Colocynthis
- Bauch- und Unterleibskrämpfe
- Verlangen, sich zusammenzukrümmen
- begleitet von ärgerlicher Reizbarkeit

Die Bauchschmerzen bessern sich, wenn Winde abgehen, und beim Liegen auf der Seite mit angezogenen Beinen. Wärme und fester Druck werden als angenehm empfunden.

Nux vomica
- krampfartige Schmerzen begleitet von Blähungen
- Folge von Medikamentenmissbrauch (z. B. Schmerzmittel)
- Bauchschmerzen bei Verstopfung

Nux vomica hilft immer dann, wenn es von allem ein bisschen zu viel war. Die Auslöser können daher sowohl Stress als auch Genussmittel, zu reichliches Essen oder zu viele Medikamente sein.

Bewährte Komplexmittel:
- Spascupreel®
- Nux vomica Pentarkan®
- Colocynthis Pentarkan®

Blähungen

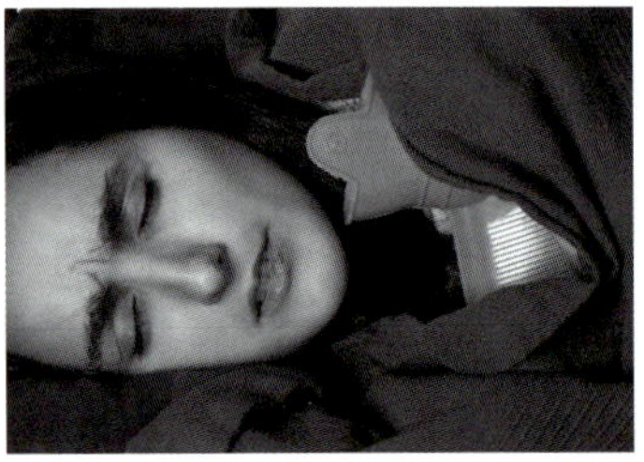

Meistens entstehen Blähungen durch Luftschlucken infolge von Stress oder durch falsche Essgewohnheiten. Manchmal können jedoch auch Erkrankungen wie etwa eine Schwäche der Bauchspeicheldrüse dahinterstecken. Lassen Sie die Ursache daher ärztlich abklären, wenn Sie immer wieder von schmerzhaften Winden geplagt werden.

Carbo vegetabilis
- aufgetriebener Bauch
- übelriechender Luftabgang
- Luftaufstoßen

Die Ursache ist meistens ein Überessen, vor allem bei zu späten Abendmahlzeiten. Zusätzlich zum Völlegefühl stellt sich fast immer auch Schwäche ein.

Lycopodium
- Rumoren im Bauch
- nach Süßspeisen, Zwiebeln oder Knoblauch
- Enges um den Bauch wird nicht vertragen

Beschwerden, die Lycopodium benötigen, verschlechtern sich zwischen 16 und 20 Uhr. Häufig entstehen sie durch nervöse Anspannung. Dieses Mittel wird in Teil II nicht beschrieben, da es in der Regel als Konstitutionsmittel in hohen Potenzen verordnet wird.

Nux vomica
- Blähungen mit krampfartigen Bauchschmerzen
- nach zu reichlichem Essen
- als Folge von Kaffee-, Nikotin- oder Alkoholgenuss

Nux vomica ist besonders dann geeignet, wenn Sie viel Stress haben und gereizt sind.

Bewährte Komplexmittel:
- Nux vomica-Homaccord®
- Carbo vegetabilis Pentarkan® H

Bindehautentzündung

Entzündungen der Bindehaut können sowohl durch äußere Reizung als auch durch Infektionen mit Bakterien und allergische Reaktionen entstehen. Falls Sie eine Eiterbildung am Auge bemerken, sollten Sie unbedingt einen Augenarzt aufsuchen.

Allium cepa
- rote Augen
- Augenbrennen
- reichlich milder Tränenfluss, der die Augen nicht reizt

Die Augenbeschwerden, die durch Allium cepa gebessert werden, kennen Sie vom Zwiebelschneiden: Obwohl die Augen brennen, sind die Tränen nicht scharf oder beißend.

Apis
- gerötete und geschwollene Augenlider
- brennende, heiße Tränen
- stechende Schmerzen

Achten Sie auf Ihre Pupillen: Wenn sie geweitet sind, ist Apis das richtige Mittel.

Euphrasia
- ständiger Zwang zu blinzeln
- brennend geschwollene Augenlider
- anhaltender, brennender Tränenfluss

Die Ursache kann entweder eine Allergie oder eine mechanische Reizung (z. B. durch Kontaktlinsen) sein.

Ruta
- gerötete, brennende Augen
- Bedürfnis, sich die Augen zu reiben
- Folge von Überanstrengung

Durch angestrengtes Sehen (z. B. vor dem PC-Bildschirm, beim Nähen) sind die Augen meistens auch trocken, und es entsteht kein Tränenfluss.

Bewährte Komplexmittel:
- Oculoheel®, Pfluegerplex® Euphrasia 130H

Blasenentzündung

Wenn Sie über 38,5 Grad Fieber haben, sollten Sie einen Arzt aufsuchen, damit sich die Entzündung nicht auf das Nierenbecken ausbreitet. Parallel können Sie selbstverständlich ein homöopathisches Mittel einnehmen, um Ihre Schmerzen zu linden.

Apis
- Brennen in der Harnröhre
- Schmerzen beim Wasserlassen
- Angst, den Urin nicht halten zu können

Als Akutmittel sollten Sie Apis gleich einnehmen, wenn Sie das erste Brennen beim Urinieren spüren.

Cantharis
- ständiger Harndrang
- schneidende Schmerzen vor dem und während des Wasserlassens
- trotz heftigem Drang werden nur wenige Tropfen entleert

Cantharis ist oft das richtige Mittel, wenn Sie sich eine Infektion mit Bakterien zugezogen haben.

Pulsatilla
- häufiges Wasserlassen
- unwillkürlicher Harnabgang (z. B. beim Lachen, Husten)
- Brennen während und nach dem Urinieren

Pulsatilla lindert sowohl eine nervöse Reizblase als auch eine Blasenentzündung, die durch Verkühlen (kalte Füße!) entstanden ist.

Stapisagria
- ständiges Brennen
- stechende Schmerzen
- Blasenreizung nach dem Geschlechtsverkehr

Staphisagria ist das Mittel bei der so genannten „Honeymoon-Zystitis“, da die Beschwerden durch eine mechanische Reizung beim Sex entstanden sind.

Bewährte Komplexmittel:
- Solidago Similaplex®, Sabal Pentarkan®H, Wala® Cantharis Blasen Globuli

Bluthochdruck

Falls Ihnen Ihr Arzt Medikamente gegen hohen Blutdruck verordnet hat, sollten Sie diese nicht eigenmächtig absetzen. Meistens ist es jedoch in Absprache mit Ihrem Arzt möglich, durch das richtige homöopathische Mittel die chemischen Medikamente zu reduzieren bzw. langsam auszuschleichen.

Aconitum

- Bluthochdruckkrisen
- große Angst zu sterben
- starkes Herzklopfen
- Blutandrang zum Kopf mit Schwindel

Aconitum ist ein Erste-Hilfe-Mittel, wenn Ihr Blutdruck plötzlich in die Höhe schnellt. Es ist nicht geeignet zur dauerhaften Behandlung einer Hypertonie.

Coffea

- Folge von großer Gefühlserregung wie Überraschung oder Scheck
- nach zu viel Kaffee oder Alkohol
- Herzklopfen mit schnellem Puls und Hitzegefühl

Auch Coffea eignet sich als Akutmittel, wenn eine der vorgenannten Ursachen zu einer starken Blutdruckerhöhung geführt hat.

Nux vomica

- bei gestressten, überarbeiteten Menschen
- Folge von ständiger Überlastung
- hoher Konsum von Kaffee, Alkohol und Nikotin als Ursache

Nux vomica ist als Basismedikament geeignet, wenn Ihr Bluthochdruck durch Anspannung und einen unregelmäßigen Lebensrhythmus entstanden ist.

Viscum album

- rotes Gesicht mit Blutandrang zum Kopf
- Herzklopfen mit dem Gefühl, dass das Herz zusammengedrückt wird
- stolpernder Herzschlag
- Schwindelanfälle mit dem Bedürfnis, sich festzuhalten

Die Beschwerden bessern sich im Freien und bei langsamer Bewegung. Das Mittel eignet sich gut zur Dauerbehandlung.

Bewährte Komplexmittel:

- Viscum Pentarkan®H, Homviotensin®

Depressive Verstimmung

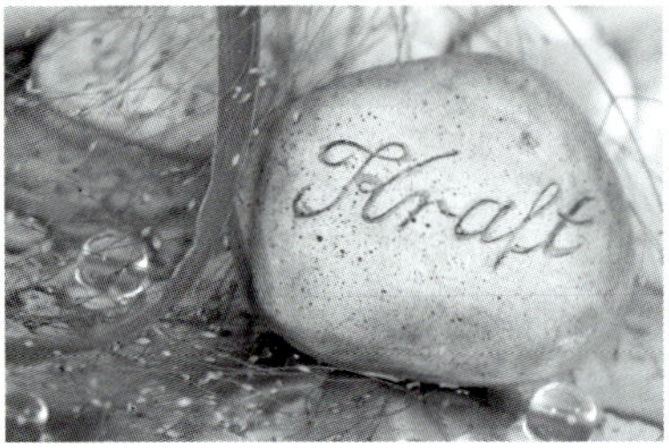

Lang anhaltende Depressionen bedürfen einer kompetenten Betreuung durch einen erfahrenen Psychotherapeuten. Bei milden Formen können Sie durchaus einen homöopathischen Selbstversuch starten. Achten Sie bei der Mittelwahl aber unbedingt auf den Auslöser Ihrer traurigen Stimmung.

Ignatia
- nach Liebeskummer
- durch Enttäuschung
- Kummer mit ständigem Seufzen

Ignatia ist hilfreich bei Depressionen mit heftigen Stimmungsschwankungen, wobei es für die traurige Gemütslage immer einen Kummer als Auslöser gibt. Dabei lösen sich plötzliches grundloses Lachen und heftiges Weinen ab.

Pulsatilla
- großes Verlangen nach Zuwendung und Trost
- Weinen beim geringsten Anlass
- voller Selbstmitleid

Die Ursache für depressive Pulsatilla-Zustände sind fast immer hormonelle Schwankungen wie etwa kurz vor der Periode oder in den Wechseljahren.

Sepia
- Depressionen in den Wechseljahren
- Abneigung gegen die eigene Familie
- Gefühl der Überforderung

Wie Pulsatilla ist auch Sepia vor allem ein Mittel für Frauen, da es einen großen Bezug zum weiblichen Hormonsystem hat. Anders als Frauen die Pulsatilla benötigen sind Sepia-Frauen nicht sanft und anlehnungsbedürftig, sondern eher schroff und genervt.

Bewährte Komplexmittel:
- Ignatia-Homaccord®N, Pasco Flair®

Durchfall

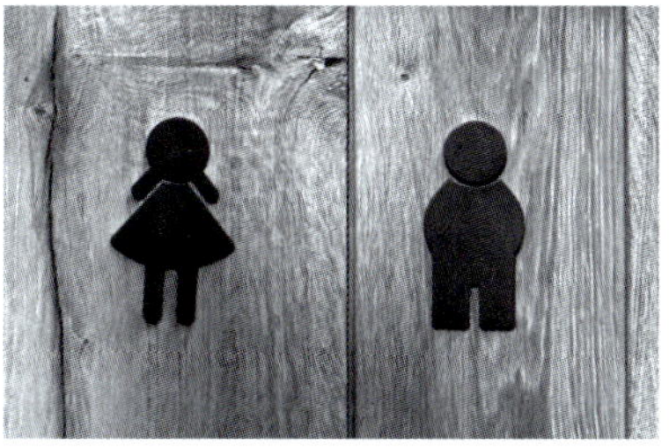

Schwere Durchfälle können zu einem erheblichen Wasser- und Mineralstoffverlust führen. Suchen Sie daher Ihren Arzt oder Heilpraktiker auf, wenn Sie spüren, dass Sie zusätzlich Kreislaufprobleme bekommen.

Argentum nitricum
- nervöser Durchfall
- begleitet von heftigen Blähungen
- Verlangen nach Süßem und kalten Speisen

Wenn Sie vor Aufregung (z. B. vor einer Prüfung oder einem Auftritt) Durchfall bekommen, ist meistens Argentum nitricum die richtige Wahl.

Arsenicum album
- Brechdurchfall
- begleitet von Frösteln und Unruhe
- Folge von verdorbener Nahrung (besonders Fisch!)
- großer Durst auf kleine Schlucke Wasser

Die klassische Magen-Darm-Grippe spricht ebenso gut auf das Mittel an wie ein Reisedurchfall durch ungewohnte Speisen. Außerdem ist Arsenicum album bestens bewährt bei leichten Lebensmittelvergiftungen.

Gelsemium
- Durchfall als Folge von Aufregung, Angst oder schlechten Nachrichten
- Stuhl geht ohne Kontrolle ab
- Ruhe und Alleinsein bessern

Der typische Gelsemium-Durchfall entsteht, wenn man eine aufregende Sache wie beispielsweise eine Prüfung hinter sich gebracht hat.

Bewährte Komplexmittel:
- Diarheel®
- Veratrum Pentarkan®S

Ekzeme

Akute Hautausschläge können Sie erfolgreich selbst homöopathisch behandeln. Bei chronischen Ekzemen wie einer Neurodermitis oder Schuppenflechte lohnt sich die konstitutionelle Behandlung bei einem erfahrenen Homöopathen.

Apis

- Bläschenausschlag
- stechende Schmerzen
- blassrote Färbung
- Linderung durch kalte Auflagen

Apis hat sich besonders zur Behandlung von Nesselsucht und einer beginnenden Gürtelrose bewährt.

Arsenicum album

- trockener Hautausschlag
- Jucken und Brennen
- Kratzen verschlimmert die Beschwerden

Arsenicum hilft nicht nur gegen trockene Ekzeme, sondern lindert auch einen Lippenherpes.

Graphites

- nässende Ekzeme
- honiggelbe Absonderungen
- rissige Haut mit starkem Juckreiz

Das Mittel hilft Ihnen unter anderem in einem akuten Schub von Neurodermitis oder Schuppenflechte.

Sulfur

- trockene Ekzeme
- rote und schuppige Haut
- extremer Juckreiz zwingt zum Kratzen

Wenn das Ekzem keine Sekrete absondert und Sie sich so heftig kratzen müssen, dass es blutet, ist Sulfur die richtige Wahl bei Hautausschlägen durch Neurodermitis oder Schuppenflechte.

Bewährte Komplexmittel:

- Sulfur comp.-Heel®, Graphites Pentarkan®S

Furunkel

Furunkel bilden sich durch eine Eiteransammlung in tiefen Hautschichten. Manipulieren Sie niemals an Furunkeln herum – Sie könnten die Eiterung nur tiefer ins Gewebe drücken. Falls Sie Fieber über 38 Grad bekommen, benötigen Sie ärztliche Hilfe.

Belladonna

- plötzliche, schmerzhafte Schwellung
- starke Rötung
- pulsierende Schmerzen

Belladonna ist das richtige Mittel, wenn der Furunkel heiß und feuerrot ist. Im Anfangsstadium eingesetzt, kann es die Eiterbildung noch zurückdrängen.

Hepar sulfuris

- Folge von kleinen Verletzungen
- sichtbarer Eiterpfropf im Zentrum
- starke Berührungsempfindlichkeit der erkrankten Stelle

Wenn sich bereits Eiter gebildet hat, wird der Furunkel durch das Mittel geöffnet, sodass die Sekrete abfließen können.

Mercurius

- stechende Schmerzen
- blutige, übelriechende Eiterabsonderung

Mercurius ist besonders bewährt bei Abszessen und Furunkeln im Gehörgang sowie an der Nase.

Silicea

- langsame Entwicklung
- keine Hauterwärmung
- Folge von kleinen Verletzungen durch eingedrungene Fremdkörper

Silicea hilft, wenn bereits kleine Verletzungen zu Eiterbildung führen. Wenn eingedrungene Splitter oder Ähnliches die Ursache sind, bewirkt Silicea, dass der Fremdkörper abgestoßen wird.

Bewährte Komplexmittel:

- Sulfur Pentarkan®N, Hepar sulfuris Similiaplex®, Mercurius Heel®S

Gelenkschmerzen

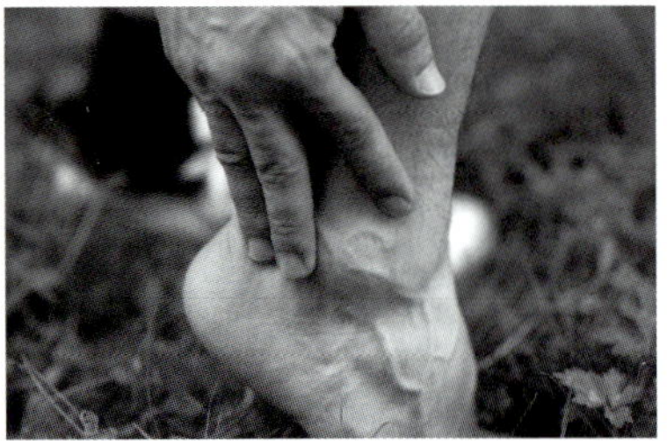

Schmerzen in Gelenken können Ausdruck einer Entzündung (z. B. bei Arthritis), eines Verschleißes (Arthrose) oder einer Verletzung sein. Entscheidend für die richtige Mittelwahl ist hierbei jedoch ausschließlich die Art der Beschwerden.

Arnica

- zerschlagenes Gefühl in den Gelenken
- Schmerzen wie verrenkt
- Berührung verstärkt die Schmerzen

Arnica ist das richtige Mittel, wenn eine Verletzung wie ein Sturz oder Umknicken die Gelenkschmerzen verursacht hat.

Bryonia

- heiße, rote Schwellung über dem Gelenk
- heftige Schmerzen bei der geringsten Bewegung
- Folge von Überanstrengung

Wenn Sie bei den oben beschriebenen Beschwerden das Verlangen haben, fest auf das schmerzende Gelenk zu drücken oder es zu bandagieren, ist Bryonia wahrscheinlich das richtige Mittel.

Rhus toxicodendron

- Steifheit der betroffenen Gelenke
- Schmerzen besonders zu Beginn der Bewegung
- möglicherweise Schwellung der Gelenke

Gelenkschmerzen, die durch Rhus toxicodendron gebessert werden, treten häufig bei nasskaltem Wetter auf. Typischerweise bessern sich die zu Beginn heftigen Schmerzen, wenn Sie sich weiter bewegen.

Bewährte Komplexmittel:

- Bryorheum®
- Zeel® comp. N

Gerstenkorn

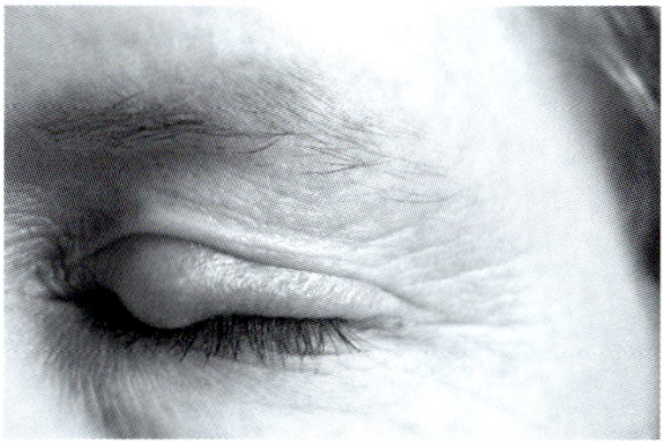

Gerstenkörner sind meistens eine bakterielle Entzündung einer Lidranddrüse. Mit dem richtigen homöopathischen Mittel behandelt, heilen sie in der Regel innerhalb von wenigen Tagen ab. Ein Besuch beim Augenarzt ist meistens nicht erforderlich.

Hepar sulfuris
- geschwollener Lidrand
- sichtbares Eiterköpfchen
- stechende Schmerzen

Hepar sulfuris sorgt in tiefen Potenzen dafür, dass das Gerstenkorn aufgeht und der Eiter abfließen kann.

Pulsatilla
- Rötung und Schwellung der Lider
- juckende Lidränder
- kleine Körnchen am Lidrand

Gerstenkörner am Oberlid sind mit Pulsatilla gut behandelbar, vor allem wenn die Betroffenen dabei sehr selbstmitleidig sind.

Staphisagria
- rotes, schmerzhaftes Auge
- entzündete, rissige Lidränder
- trockenes Auge
- Krustenbildung
- häufige Rückfälle

Neben einer Infektion mit Eiterbakterien bilden sich Staphisagria-Gerstenkörner häufig nach Ärger oder Groll über einen nahestehenden Menschen.

Bewährte Komplexmittel:
Zurzeit können wir Ihnen keine homöopathischen Komplexmittel gegen Gerstenkörner vorschlagen.

Grippaler Infekt

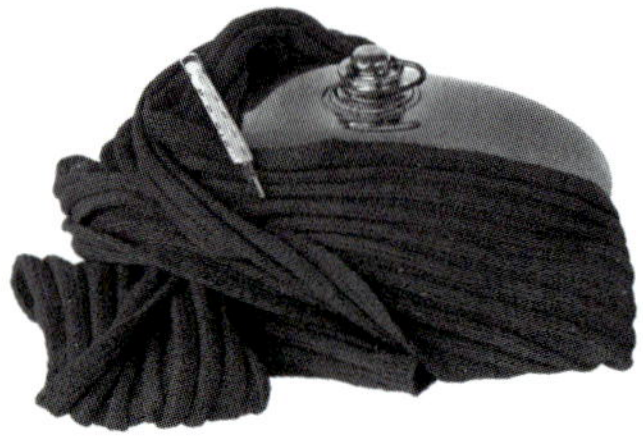

Grippale Infekte sind im Gegensatz zu einer echten Virusgrippe harmlose Virusinfektionen im Rahmen einer Erkältung. Beide Formen sprechen jedoch gut auf eine homöopathische Behandlung an. Sollte das Fieber allerdings über 39 Grad ansteigen, empfehlen wir, einen Arzt oder Heilpraktiker hinzuzuziehen.

Aconitum

- plötzlich einsetzendes hohes Fieber
- heiße, trockene Haut
- Unruhe und Ängstlichkeit
- großer Durst
- Halsschmerzen

Nehmen Sie Aconitum als Anfangsmittel, wenn ein grippaler Infekt mit Fieber beginnt und sich noch keine weiteren Beschwerden wie Husten oder Schnupfen zeigen. Machen sich nach der Einnahme von Aconitum weitere Symptome bemerkbar, benötigen Sie meistens ein Folgemittel.

Belladonna

- plötzlich einsetzendes hohes Fieber
- rotes, heißes Gesicht
- erweiterte Pupillen
- trockener Mund und rauer Hals

Wenn Sie trotz des Fiebers keinen Durst haben und die Hitze förmlich abstrahlen, ist Belladonna das richtige Erstmittel.

Bryonia

- langsam ansteigendes Fieber
- heftige Kopfschmerzen
- trockene Schleimhäute
- großer Durst

Häufig stellt sich am späten Abend hohes Fieber ein, das in der Nacht zu säuerlich riechenden Schweißausbrüchen führt.

Eupatorium perfoliatum

- Schüttelfrost vor dem Fieber
- starke Schmerzen in Knochen und Muskeln
- klopfende Kopfschmerzen
- eventuell roher, schmerzhafter Husten

Eupatorium ist eines der klassischen Mittel gegen eine Virusgrippe, bei der keine Beschwerden wie Niesen, Halsschmerzen oder Schnupfen bestehen.

Gelsemium

- nur leichtes bis mäßiges Fieber
- langsame Entwicklung des Infekts
- Frostschauer, die den Rücken hinunterlaufen
- wunder Rachen
- laufende Nase

Ein typisches Zeichen für Infekte, die Gelsemium benötigen, ist zittrige Schwäche. Die Beine scheinen nachzugeben, und die Patienten fühlen sich schläfrig.

Natrium muriaticum

- Erkältung mit ständigem Niesen
- tropfende Nase
- Fieberbläschen an der Lippe

Paradoxerweise frösteln die Kranken, fühlen sich jedoch in der Wärme schlechter.

Rhus toxicodendron

- starke Gliederschmerzen
- Nässe und Kälte als Auslöser
- Fieber mit Schüttelfrost

Bei Rhus-toxicodendron-Infekten ist der Kopf heiß, die Hände und Füße sind jedoch kalt.

Bewährte Komplexmittel:

- Eupatorium Pentarkan®
- Nisylen®
- Gripp-Heel®
- toxi-loges®

Halsschmerzen

Meistens sind Halsschmerzen typische Erkältungsbeschwerden. Allerdings können Sie auch die Folge einer Mandelentzündung sein. In beiden Fällen können Sie die Schmerzen mit dem gut gewählten homöopathischen Mittel in den Griff bekommen.

Apis

- brennende, stechende Schmerzen
- hellroter Rachen
- glasig-geschwollene Halsschleimhaut
- starke Schluckbeschwerden

Apis kann Ihnen nicht nur bei erkältungsbedingten Halsschmerzen helfen, sondern auch bei einer Reizung der Halsschleimhaut durch eine Allergie.

Belladonna

- plötzliche, heftige Halsschmerzen
- himbeerrote Zunge
- ständiges Bedürfnis zu schlucken

Belladonna-Halsschmerzen treten meistens durch die Einwirkung von Nässe, Kälte oder Zugluft auf.

Hepar sulfuris

- splitterartige Halsschmerzen
- große Schmerzen beim Schlucken
- bei eitriger Mandelentzündung

Hepar-sulfuris-Halsschmerzen fühlen sich an, als ob eine Gräte im Hals stecken geblieben wäre. Häufig sind auch die Halsdrüsen geschwollen.

Mercurius

- starker Speichelfluss
- Schmerzen beim Schlucken
- übler Mundgeruch
- dunkelroter Rachen

Mercurius ist eines der besten Mittel gegen Halsschmerzen, deren Ursache eine eitrige Mandelentzündung ist.

Bewährte Komplexmittel:

- Belladonna Homaccord®, Meditonsin®, Tonsiotren®H

Heiserkeit

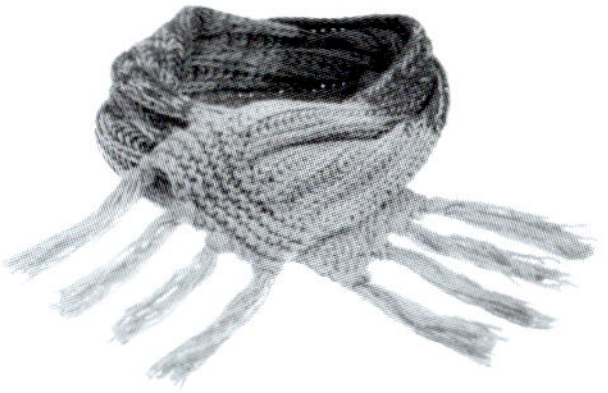

Überlegen Sie genau, was Ihre Heiserkeit verursacht haben könnte. Da sich die Beschwerden bei den Mitteln sehr ähneln, ist die Ursache der Schlüssel zur Mittelfindung.

Argentum nitricum

- schwache, brüchige Stimme
- Kitzeln im Kehlkopf
- Folge von Überanstrengung der Stimmbänder

Das Mittel hilft Ihnen zuverlässig, wenn Sie beim lauten Singen oder Schreien Ihre Stimme zu sehr belastet haben.

Drosera

- raue, tonlose Stimme
- trockener Rachen
- Kitzeln im Kehlkopf wie von einer Feder
- bellender Husten

Drosera ist ein erprobtes Mittel gegen Kehlkopfentzündungen, bei denen die Stimme brüchig wird.

Phosphorus

- trockener, rauer Hals
- Schmerzen beim Sprechen
- kitzelnder Reizhusten

Wenn Sie bei einer Kehlkopfentzündung keinen einzigen Ton mehr herausbringen, ist Phosphorus einen Versuch wert.

Bewährte Komplexmittel:

- Phosphor Homaccord®

Heuschnupfen

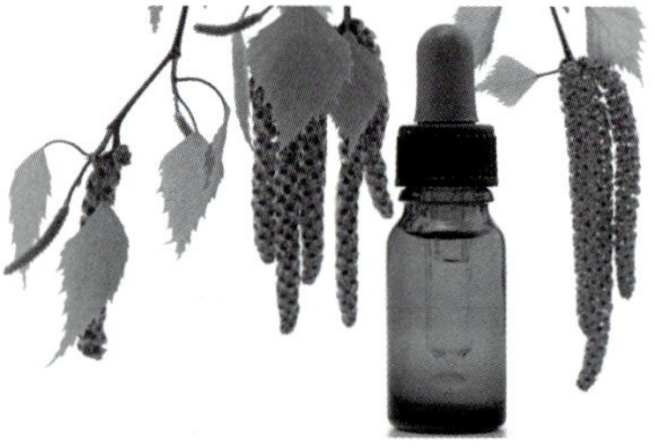

Eine allergische Reaktion auf Pollen, Hausstaubmilben oder Tierhaare kann sich unterschiedlich äußern. Sie finden das richtige Mittel, wenn Sie Ihre persönlichen Beschwerden genau beobachten.

Allium cepa

- brennender Fließschnupfen, der die Oberlippe wund macht
- milder Tränenfluss
- Stirnkopfschmerzen

Die potenzierte Küchenzwiebel ist angezeigt, wenn es Ihnen bei den genannten Beschwerden im Haus schlechter geht als im Freien.

Arsenicum album

- juckende Nase
- tränende Augen
- wundmachendes Nasensekret
- häufiges Niesen

Im Gegensatz zu Allium cepa wird Arsenicum album Ihre Heuschnupfenbeschwerden lindern, wenn sie sich im Freien verschlechtern.

Euphrasia

- mildes Nasensekret, das den Rachen hinunterläuft
- großer Niesreiz
- brennende Tränen

Euphrasia ist das richtige Mittel, wenn vor allem Ihre Augen in Mitleidenschaft gezogen sind. Es besteht große Empfindlichkeit gegen helles Licht, und die Augenlider sind geschwollen.

Bewährte Komplexmittel:

- Heuschnupfenmittel DHU®,
- Hewallergia® Complex

Hexenschuss

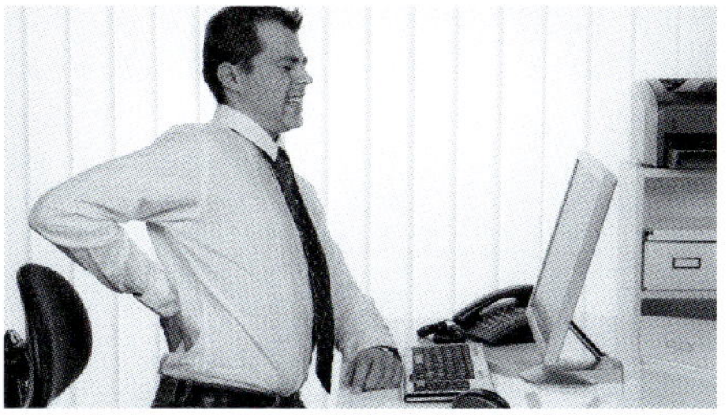

Meistens ist ein Hexenschuss zwar äußerst schmerzhaft, aber harmlos. Sollten Sie jedoch Lähmungserscheinungen oder Probleme beim Wasserlassen haben, kann ein Bandscheibenvorfall dahinterstecken. Suchen Sie in diesem Fall unbedingt einen Arzt auf.

Bryonia

- stechende Schmerzen
- die kleinste Bewegung schmerzt unerträglich
- fester Gegendruck erleichtert

Meistens entsteht ein Hexenschuss, der durch Bryonia gelindert werden kann, aus einer Drehbewegung heraus oder durch Kaltwerden des Rückens.

Nux vomica

- Kreuzschmerzen vor allem nachts
- Umdrehen im Bett gelingt nur nach vorherigem Aufsetzen
- Kribbeln oder Mißempfindungen im Kreuz oder in den Beinen

Achtung: Taubheitsgefühle können auch ein Zeichen für einen Bandscheibenvorfall sein. Wenden Sie sich unbedingt an einen Arzt, wenn die Missempfindungen nicht innerhalb weniger Stunden nachlassen.

Rhus toxicodendron

- reißende Schmerzen
- zu Beginn der Bewegung einschießende Schmerzen, die bei fortgesetzter Bewegung etwas nachlassen
- lahmes Gefühl im Rücken

Sie sollten das Mittel in Erwägung ziehen, wenn Ihr Hexenschuss durch Verheben oder kalte Nässe entstanden ist.

Bewährte Komplexmittel:

- Wirbel-Komplex L Ho-Fu-Complex®
- Gnaphalium Pentarkan®

Husten

Chronischer Husten kann ein Warnzeichen für eine ernsthafte Erkrankung sein und bedarf einer ärztlichen Abklärung. Akuten Husten im Rahmen einer Erkältung, Allergie oder Bronchitis können Sie jedoch zunächst selbst homöopathisch behandeln.

Aconitum
- plötzlich beginnender, trockener Reizhusten
- hohl klingender Husten
- oft begleitet von Fieberanstieg

Aconitum hat sich bewährt bei akutem Husten durch eine Erkältung oder einen grippalen Infekt. Die Hustenanfälle beginnen oft nachts nach 24 Uhr.

Bryonia
- trockener, schmerzhafter Husten
- Husten löst berstende Kopfschmerzen aus
- stechende Brustschmerzen beim Husten

Tiefes Atmen und/oder Sprechen verschlimmern die stechenden Schmerzen. Die Betroffenen neigen dazu, sich beim Husten den Brustkorb festzuhalten.

Cuprum
- krampfartige Hustenanfälle
- Gefühl der Zusammenschnürung im Brustkorb
- Atemnot

Cuprum lindert erstickende Hustenanfälle bei Asthma und Keuchhusten.

Drosera
- hohler, bellender Husten
- ausgelöst durch ein Kitzeln im Hals wie von einer Feder
- kann zu Würgen und Erbrechen führen

Drosera ist das wichtigste Keuchhustenmittel für Kinder. Das Mittel hilft Ihnen aber auch bei allergischem Asthma und Bronchitis.

Bewährte Komplexmittel:
- Husteel®, Tussistin®S, Bonapect® Hustentropfen N,
- Bronchi-select®, Tussisana®

Insektenstiche

Schmerzhafte Mücken- oder Wespenstiche sprechen sehr gut auf homöopathische Behandlungen an. Achten Sie bei der Mittelwahl besonders auf die Färbung rund um die Einstichstelle.

Apis
- glasige, hellrote Schwellung
- brennend oder juckend
- Hitze der Haut im Bereich des Einstichs

Das potenzierte Bienengift lässt Wespen- und Mückenstiche rascher abheilen und nimmt den brennenden Schmerz.

Arnica
- starke Schwellung
- Bluterguss um die Einstichstelle
- große Berührungsempfindlichkeit

Wenn Sie nach einem Insektenstich eher ein Wundgefühl statt Juckreiz haben, kann Arnica das richtige Mittel sein.

Arsenicum album
- infizierte Insektenstiche
- Stiche von Insekten, die Kontakt zu Abfall hatten
- die Einstichstelle brennt heiß wie Feuer

Obwohl die Schmerzen brennend heiß sind, vertragen die Betroffenen keine Kälteanwendungen und verlangen nach warmen Umschlägen.

Ledum
- stechende Schmerzen
- bläuliche Rötung
- Kälte im Bereich des Einstichs

Ledum ist das richtige Mittel bei Tierbissen und -stichen aller Art, die keine Erwärmung der verletzten Haut bewirken.

Bewährte Komplexmittel:
Leider können wir Ihnen keine homöopathischen Komplexmittel gegen die Folgen von Insektenstichen empfehlen.

Kopfschmerzen

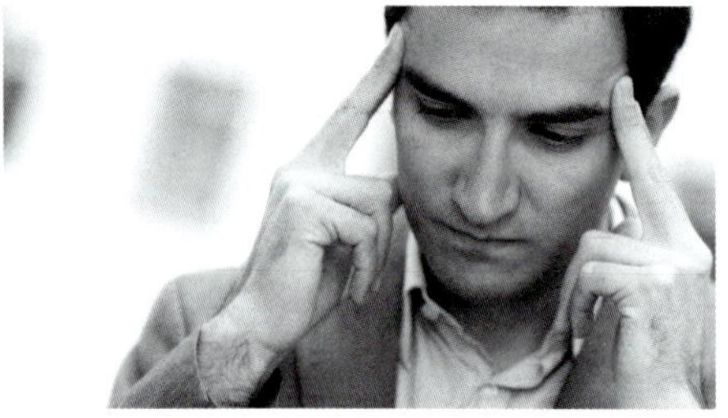

Immer wiederkehrende Kopfschmerzen sind ein Fall für eine konstitutionelle Behandlung beim Homöopathen. Akute Kopfschmerzen, bei denen Sie den Auslöser kennen, können Sie unbedenklich selbst behandeln.

Belladonna

- plötzlicher Beginn
- pochender, pulsierender Schmerz
- große Empfindlichkeit von Kopfhaut und Haaren
- Augen und Gesicht sind gerötet

Belladonna-Kopfschmerzen werden meistens durch Hitze wie z. B. Fieber oder zu viel Sonne ausgelöst.

Ignatia

- Schläfenkopfschmerzen wie von einem Nagel
- Gefühl von einem engen Band um den Kopf
- langsamer Beginn und plötzliche Besserung

Ignatia ist das richtige Mittel für Sie, wenn Ihre Kopfschmerzen durch seelische Belastung oder Kummer ausgelöst wurden.

Nux vomica

- katerartige Kopfschmerzen
- häufig begleitet von Übelkeit
- Schmerzen wie von einem schweren Gewicht auf dem Kopf

Nux-vomica-Kopfschmerzen beginnen meistens am Morgen beim Aufstehen nach einer feucht-fröhlichen Nacht. Ebenso wie zu viel Alkohol kann auch ein zu hoher Kaffeekonsum der Auslöser sein.

Bewährte Komplexmittel:
Zurzeit können wir Ihnen keine homöopathischen Komplexmittel gegen Kopfschmerzen empfehlen.

Kummer

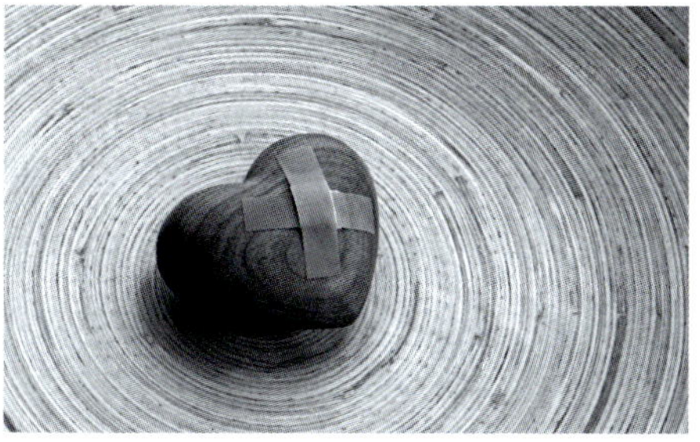

Gerade im seelischen Bereich sind homöopathische Mittel chemischen Medikamenten häufig überlegen, denn sie können die Ursache der traurigen Stimmung berücksichtigen. Richtig gewählt, zeigen die Mittel meistens schon nach wenigen Minuten eine besänftigende Wirkung.

Aconitum

- Schock nach einem unerwarteten Trauerfall
- Gefühl, die Situation nicht überleben zu können
- extreme Angst

Wenn Sie durch eine schreckliche Nachricht glauben, den Schmerz nicht aushalten zu können, wird Aconitum Ihnen die Angst nehmen.

Ignatia

- akuter Kummer, der langsam einsetzt
- Heimweh
- Folge von Verlust eines geliebten Menschen, Haustiers oder Gegenstands

Ignatia hilft Ihnen bei jeder Art von frischem Kummer. Bald nach der Einnahme werden Sie gelassener und bekommen etwas Abstand zu der schmerzlichen Situation.

Natrium muriaticum

- lang anhaltender Kummer
- Verharren in einer depressiven Stimmung durch nicht verarbeitete Trauer
- Abneigung gegen Trost
- Unfähigkeit zu weinen

Wenn ein stiller Kummer Sie über lange Zeit begleitet, kann das Mittel bewirken, dass Sie die Trauer überwinden.

Bewährte Komplexmittel:

- Ignatia Homaccord®N

Migräne

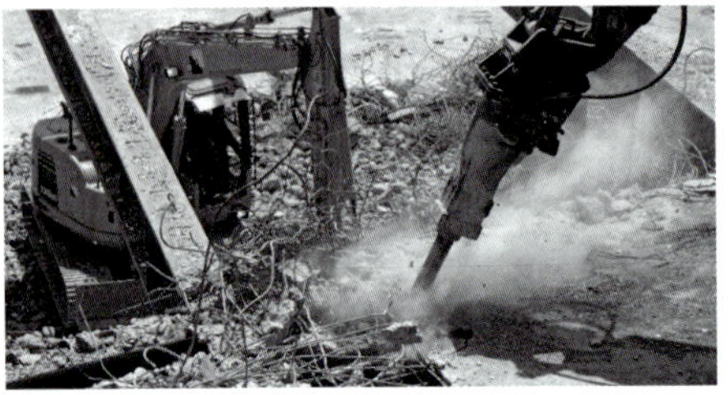

Zwar können Sie sich im akuten Fall mit dem passenden Mittel wirkungsvoll helfen, bei immer wiederkehrender Migräne sollten Sie sich jedoch in eine konstitutionelle Behandlung begeben.

Ipecacuanha

- Kopfschmerzen mit starker Übelkeit und Erbrechen
- Erbrechen bringt keine Erleichterung
- Schmerzen strahlen ins Gesicht aus

Meistens handelt es sich um eine linksseitige Migräne, wenn Ipecacuanha benötigt wird. Der Auslöser kann Stress oder auch eine Nahrungsmittelallergie sein.

Pulsatilla

- Gefühl, als wollte der Kopf platzen
- Folge von hormonellen Schwankungen besonders vor der Periode
- weinerliche Stimmung
- großes Verlangen nach Mitgefühl und Trost

Pulsatilla ist das typische Migräne-Mittel für Frauen mit hormonellen Problemen. Allerdings kann auch eine zu fette und schwere Nahrung die Kopfschmerzen auslösen.

Sanguinaria

- Migräne über dem rechten Auge
- plötzliche, scharfe Schmerzen
- die Schmerzen beginnen meistens am Hinterkopf

Diese rechtsseitige Migräne haben besonders Frauen in den Wechseljahren. Es geht den Betroffenen nur besser, wenn sie im abgedunkelten Zimmer liegen, und nach dem Schlafen.

Bewährte Komplexmittel:
Gegen Migräne gut wirksame homöopathische Komplexmittel können wir Ihnen zurzeit nicht empfehlen.

Nebenhöhlenentzündung

Bei der homöopathischen Behandlung einer Nebenhöhlenentzündung müssen Sie zwischen einer akuten und einer chronischen Entzündung unterscheiden. Achten Sie besonders auf die Art der Absonderungen und die Modalitäten.

Belladonna

- klopfende Schmerzen im Bereich der Stirn- oder Kieferhöhle
- große Empfindlichkeit gegen Erschütterung
- rotes, fiebriges Gesicht

Belladonna ist das Akutmittel, wenn die Entzündung bei einem Infekt plötzlich beginnt.

Hepar sulfuris

- reichlich eitrig-gelber Schleim
- Empfindlichkeit der Gesichtsknochen bei Berührung
- stechende Schmerzen in den Kieferknochen oder in der Stirn

Das Mittel eignet sich gut zur ausheilenden Behandlung einer chronischen Nebenhöhlenentzündung, denn es bringt aufgestaute Eitersekrete zum Abfließen.

Mercurius

- eitriges, gelbgrünes Sekret
- übelriechende, ätzende Absonderungen
- wunde, krustige Nasenflügel

Patienten, die bei einer Nebenhöhlenentzündung Mercurius benötigen, haben häufig in der Nacht Nasenbluten und leiden unter Nachtschweiß.

Silicea

- chronische Vereiterung
- es besteht das Bedürfnis, den Kopf einzuhüllen
- Kältegefühl am Kopf und an den Füßen
- Schweißbildung am Kopf

Silicea passt besonders gut, wenn Sie schon lange unter Beschwerden mit den Nebenhöhlen leiden und generell leicht frösteln.

Bewährte Komplexmittel:

- Sinfrontal®, Sinusitis Hevert®, Sinuselect®N, Cinnabaris Pentarkan®

Ohrenschmerzen

Ohrenschmerzen können eine beginnende Mittelohrentzündung ankündigen. Um Komplikationen zu vermeiden, sollten Sie aufgrund der nahen Verbindung zum Gehirn auf keinen Fall länger als zwei Tage daran „herumdoktern".

Belladonna

- plötzliche, klopfende Ohrenschmerzen
- pulsierendes Gefühl im Ohr
- helle Rötung des betroffenen Ohrs
- häufig Fieber

Auslöser der Ohrenschmerzen kann eine Infektion oder auch ein Verkühlen des Kopfs, beispielsweise nach dem Haarewaschen oder Schwimmen, sein. Die sofortige Gabe von Belladonna kann verhindern, dass sich eine eitrige Mittelohrentzündung daraus entwickelt.

Hepar sulfuris

- stechende Ohrenschmerzen
- große Berührungsempfindlichkeit des Ohrs
- eitrige Absonderungen
- extreme Kälteempfindlichkeit

Der Auslöser ist hier meistens kalter Wind oder Zugluft. Gehen Sie unbedingt zum Arzt, wenn die Eiterbildung durch das Mittel nicht spätestens am dritten Tag gestoppt ist.

Pulsatilla

- Gefühl, als ob das Ohr verstopft ist
- sichtbare Schwellung des Ohrs
- Rötung der Wange auf der betroffenen Seite
- weinerliche Stimmung

Auch bei Pulsatilla kann es zu Eiterbildung kommen. Behandeln Sie sich daher nicht länger als zwei Tage selbst homöopathisch, sondern suchen Sie einen Arzt auf, wenn das Mittel keine Wirkung zeigt.

Bewährte Komplexmittel:
Zurzeit können wir Ihnen keine homöopathischen Komplexmittel gegen Ohrenschmerzen zur innerlichen Anwendung empfehlen.

Rheuma

Bei rheumatischen Beschwerden können homöopathische Mittel häufig den Verbrauch an chemischen Rheumamitteln deutlich reduzieren. Um eine grundlegende Umstimmung und dauerhafte Besserung zu erreichen, ist jedoch meistens das konstitutionelle Mittel erforderlich, das Sie von einem erfahrenen Homöopathen bestimmen lassen sollten.

Bryonia

- Schmerzen bei der geringsten Bewegung
- Steifheit aller Gelenke
- blassrot geschwollene Gelenke

Es ist typisch für Bryonia, dass sich die Schmerzen durch die leichteste Berührung verschlimmern, durch festen Druck oder Bandagieren jedoch bessern. Das Mittel ist besonders gut zur Behandlung eines akuten Rheumaschubs geeignet.

Causticum

- chronische Formen mit lähmungsartiger Schwäche der Glieder
- brennende Schmerzen
- Gefühl, als ob die Sehnen zu kurz wären

Causticum-Patienten geht es generell bei feucht-warmem Wetter besser; kaltes und trockenes Wetter verschlimmert dagegen die Schmerzen.

Rhus toxicodendron

- Schmerzen mit Steifheit der Gelenke
- ständiger Bewegungsdrang
- Muskeln und Gelenke fühlen sich wie gelähmt an

Bei diesem Mittel sind die Beschwerden morgens bei den ersten Bewegungen am schlimmsten und bessern sich nach längerer Bewegung. Rhus toxicodendron können Sie sowohl zur Behandlung eines akuten rheumatischen Schubs als auch bei chronischen rheumatischen Beschwerden einnehmen.

Bewährte Komplexmittel:

- Rheuma-Heel®
- Rhus toxicodendron Similaplex®
- Zeel®
- Nrheuma-loges®, Rheumaselect®

Schlafstörungen

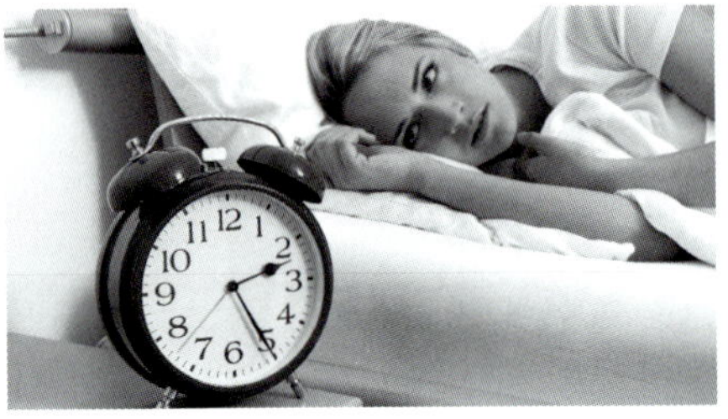

Ein homöopathisches Schlafmittel, wie Sie es von schulmedizinischen Medikamenten her kennen, gibt es nicht. Wenn Sie allerdings die Ursache Ihrer Schlafstörungen kennen, wird das daraufhin gewählte Mittel Ihre Schlafstörungen zuverlässig beheben.

Coffea

- Einschlafen unmöglich durch Gedanken, die sich im Kreis drehen
- Unfähigkeit abzuschalten
- ständiges Umherwälzen nach dem Einschlafen

Ein Coffea-Zustand entsteht meistens durch Aufregung nach schlechten, aber auch nach guten Nachrichten. Manchmal verhindert auch ein übermäßiger Kaffeegenuss das Einschlafen und ruhige Durchschlafen.

Ignatia

- ständiges Gähnen, ohne einschlafen zu können
- Angst, nie wieder in den Schlaf zu finden
- Furcht vor dem Zubettgehen aus Angst, wieder nicht schlafen zu können

Ignatia-Schlafstörungen sind die Folge von frischem Kummer oder seelischer Belastung. Die Einschlafprobleme verschlimmern sich, wenn Sie zur Beruhigung Alkohol trinken.

Nux vomica

- nach schnellem Einschlafen Aufwachen zwischen 3 und 4 Uhr morgens
- erneutes Einschlafen erst wieder kurz vor der Aufstehzeit
- gereizt und ärgerlich
- Alpträume und unruhiges Umherwälzen

Nux vomica behebt Ihre Schlafstörungen, wenn Sie geistig völlig überdreht und durch Stress erschöpft sind. Auch kann das Mittel die negativen Folgen von zu viel Alkohol ausgleichen.

Bewährte Komplexmittel:
Zurzeit können wir Ihnen keine homöopathischen Komplexmittel gegen Schlafstörungen empfehlen.

Schnupfen

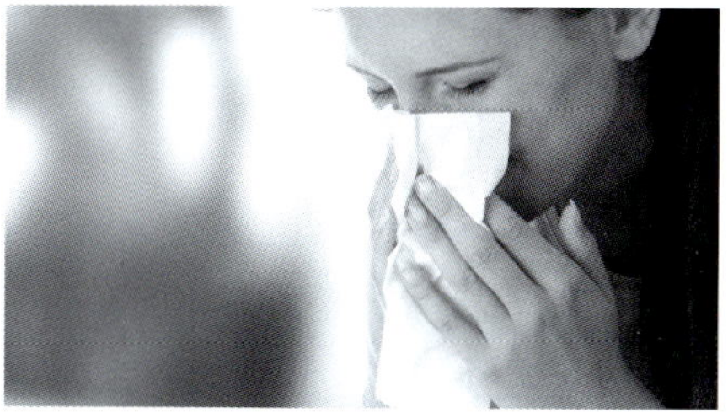

Ob durch Erkältung oder Allergie verursacht: Bei der Auswahl des passenden Mittels ist allein die Art der Absonderungen von Bedeutung. Achten Sie auch hier besonders auf die Modalitäten.

Allium cepa

- wundmachender Fließschnupfen
- Absonderung von wässrigem, scharfem Sekret
- tränende Augen
- raue Stimme

Das Mittel passt zum typischen Erkältungsschnupfen, der durch Verkühlung oder kalten Wind entstanden ist.

Euphrasia

- milder Schnupfen
- häufiges Niesen
- brennende, heiße Tränen
- Lichtempfindlichkeit

Ob Ihr Erkältungsschnupfen Allium cepa oder Euphrasia benötigt, können Sie leicht an der Art der Absonderungen unterscheiden. Milde und Schärfe von Schnupfen und Tränen sind bei den beiden Mitteln genau gegensätzlich.

Pulsatilla

- Fließschnupfen und Nasenverstopfung wechseln sich ab
- dickes gelb-grünes Nasensekret
- beeinträchtigter Geruchssinn

Besonders am Morgen und in kühler, frischer Luft läuft reichlich dickes, mildes Sekret aus der Nase. In geschlossenen Räumen ist die Nase dagegen meistens verstopft.

Bewährte Komplexmittel:
Zurzeit können wir Ihnen keine homöopathischen Komplexmittel gegen Schnupfen zur innerlichen Anwendung empfehlen.

Schwindel

Kurzzeitigen Schwindel aus bekannter Ursache können Sie erfolgreich mit einem homöopathischen Mittel in den Griff bekommen. Länger anhaltende Schwindelzustände sollten Sie von Ihrem Arzt abklären lassen.

Argentum nitricum
- Schwindel mit zittriger Schwäche der Beine
- Unsicherheit beim Gehen
- Schwindel in der Höhe und beim Anblick hoher Häuser

Argentum nitricum behebt Schwindelzustände, die durch Ängste verursacht werden.

Cocculus
- beim Autofahren
- verbunden mit Übelkeit
- Folge von Schlafmangel (z. B. Nachtwachen)

Cocculus ist ein erprobtes Mittel gegen mit Schwindel verbundene Reisekrankheit. Auch Schichtarbeiter, Ärzte und Krankenschwestern mit Nachtdiensten profitieren von dem Mittel.

Conium
- Drehschwindel
- schlimmer durch Veränderung der Lage
- Seitwärtsdrehen des Kopfes löst sofortigen Schwindel aus

Conium ist besonders gut für ältere, geschwächte Menschen geeignet.

Veratrum album
- Folge von sehr niedrigem Blutdruck
- bei drohendem Kreislaufkollaps
- begleitet von Kältegefühl

Wenn Sie sich durch eine Kreislaufschwäche schwindelig fühlen und Ihre Beschwerden sich beim Hinlegen bessern, ist Veratrum album wahrscheinlich das richtige Mittel für Sie.

Bewährte Komplexmittel:
- Vertigoheel®, Glonoinum Pentarkan®, Vertigo Hevert®SL

Sonnenbrand

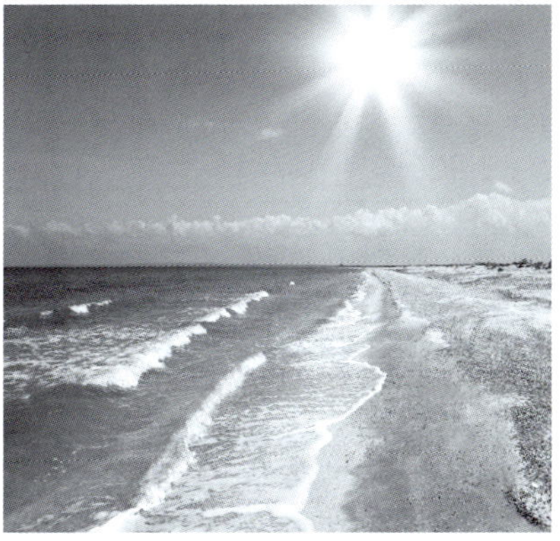

Wählen Sie das homöopathische Mittel gegen Sonnenbrand nach dem Verbrennungsgrad Ihrer Haut aus. Sorgen Sie zusätzlich in jedem Fall für eine ausreichende Flüssigkeitszufuhr und kühlende äußerliche Maßnahmen wie Aloe-vera-Gel oder Quarkauflagen.

Belladonna

- brennend heiße, tomatenrote Haut
- pochender Schmerz
- eventuell Schwellungen im Gesicht

Das Mittel ist richtig gewählt, wenn Sie nach zu langem Sonnenbad regelrecht glühen und die Hitze wie ein Ofen abstrahlen.

Cantharis

- Sonnenbrand mit Blasenbildung
- heftiges Brennen der Haut

Haben sich bereits Blasen gebildet und schmerzt Ihre Haut brennend wie Feuer, wird die Verbrennung durch Cantharis schneller abheilen.

Bewährte Komplexmittel:
Zurzeit können wir Ihnen keine Alternativen aus der Komplex-Homöopathie zur innerlichen Anwendung anbieten.

Sonnenstich

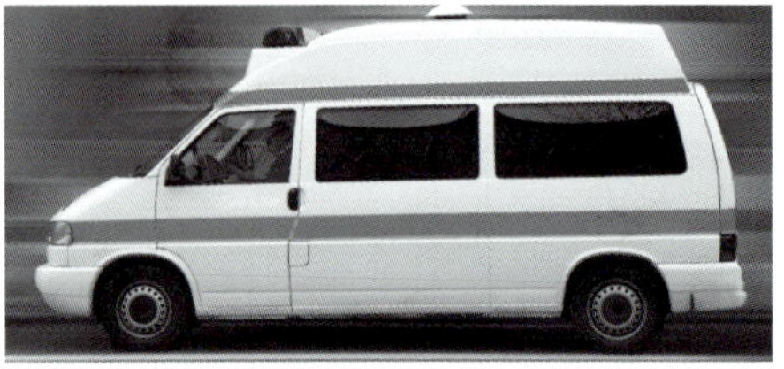

Ein Sonnenstich kann ein medizinischer Notfall sein. Rufen Sie daher bei versagender Kreislauffunktion unbedingt den Notarzt. Nehmen Sie bis zum Eintreffen des Arztes trotzdem das angezeigte Mittel ein.

Aconitum
- plötzliche starke Kopfschmerzen
- enge Pupillen
- ängstliche Unruhe

Obwohl Sie einen Blutandrang zum Kopf spüren, ist das Gesicht nicht auffällig gerötet.

Belladonna
- rotes, heißes Gesicht
- klopfende, pulsierende Kopfschmerzen
- Benommenheit
- Übelkeit

Im Gegensatz zu Aconitum-Zuständen sind bei einem Sonnenstich, der durch Belladonna gelindert wird, die Pupillen weit und die Augen glasig glänzend.

Glonoinum
- plötzlicher Blutandrang zum Kopf
- pulsierendes Gefühl im ganzen Körper
- Schläfrigkeit

Im Unterschied zu Belladonna kann hier das Gesicht blass sein. Die Haut ist dabei trocken und nicht schweißig.

Bewährte Komplexmittel:
Zur Behandlung eines Sonnenstichs sind uns keine homöopathischen Komplexmittel bekannt.

Stress

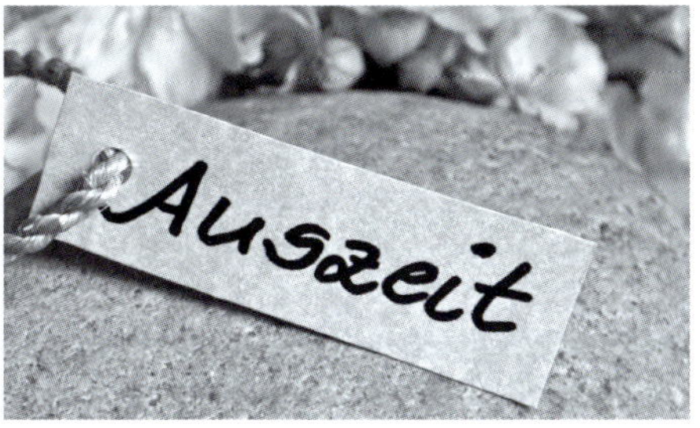

Ein belastender Arbeitsalltag, Ärger in der Familie, Zeitdruck oder Schocksituationen versetzen Ihren Körper in Alarmbereitschaft. Mit einem gut gewählten homöopathischen Mittel können Sie Ihr überreiztes Nervensystem wirkungsvoll beruhigen.

Aconitum

- extremer seelischer Stress
- Ausnahmesituationen wie Unfälle oder Schreckensnachrichten
- Angst, die Belastung nicht überleben zu können

Aconitum ist das richtige Mittel für akuten Stress, der durch eine plötzlich belastende Situation entstanden ist.

Lycopodium

- Angst, der Belastung nicht mehr gewachsen zu sein
- Verlangen nach Gesellschaft
- Versuch seine Schwächen zu vertuschen

Das Mittel passt gut zu Menschen, die einen Mangel an Selbstbewusstsein haben und unter ständigen Versagensängsten leiden.

Nux vomica

- Folge von Überarbeitung
- Unfähigkeit abzuschalten
- Verlangen nach Genussmitteln

Nux vomica ist auch bekannt als „Manager-Mittel“. Es passt zu vollkommen überarbeiteten Menschen, die versuchen, sich mit Kaffee, Zigaretten und Tabletten leistungsfähig zu erhalten.

Bewährte Komplexmittel:

- Neurexan®
- Pasconal®

Übelkeit und Erbrechen

Anhaltende Übelkeit kann auch durch Erkrankungen wie etwa der Leber und Gallenblase verursacht sein. Sprechen Sie daher mit Ihrem Arzt, wenn sich die Beschwerden nicht bessern.

Arsenicum album
- Übelkeit tritt zusammen mit Durchfall auf (Brechdurchfall)
- Kälte- und Schwächegefühl
- Unruhe und Ängstlichkeit

Arsenicum hilft, wenn Sie sich vor Übelkeit richtig sterbenselend fühlen.

Ipecacuanha
- anhaltende Übelkeit
- Übelkeit lässt nach dem Erbrechen nicht nach
- teilweise begleitet von Kopfschmerzen

Bewegung und sogar das Betrachten von Gegenständen, die sich bewegen, verschlimmern die Übelkeit. Auslöser können Stress oder Verärgerung, aber auch eine Schwangerschaft sein.

Phosphorus
- brennende Schmerzen im Magen
- Erbrechen, sobald Essen oder Trinken in den Magen gelangen
- großer Durst auf eiskalte Getränke

Meistens werden die Beschwerden durch nervöse Anspannung ausgelöst, daher bessern sie sich auch durch Entspannung, sanfte Bauchmassagen und Schlaf.

Pulsatilla
- Übelkeit nach fettem Essen
- Schwangerschaftserbrechen
- Verlangen nach Zuwendung

Übelkeit und Erbrechen, denen entweder eine Gallenschwäche oder eine hormonelle Schwankung zugrunde liegt, sprechen sehr gut auf das Mittel an.

Bewährte Komplexmittel:
Gegen Übelkeit und Erbrechen können wir Ihnen zurzeit keine homöopathischen Komplexmittel empfehlen.

Verletzungen

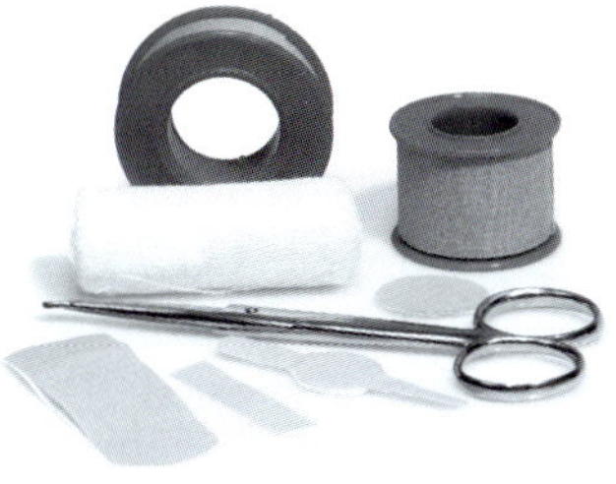

Bei leichten bis mittelschweren Verletzungen ist die Homöopathie Ihre beste Erste Hilfe. Bei schweren Verletzungen wie Knochenbrüchen oder einer Gehirnerschütterung benötigen Sie natürlich zusätzlich ärztliche Hilfe.

Arnica

- stumpfe Verletzung
- Bluterguss durch Prellung
- Beschwerden nach dem Zähneziehen

Arnica ist das wichtigste Erste-Hilfe-Mittel bei allen Verletzungen, die nicht von scharfen Gegenständen herrühren. Von der einfachen Prellung bis hin zur Gehirnerschütterung durch einen Sturz ist Arnica als Akutmittel unverzichtbar.

Hypericum

- schmerzhafte Schürfwunden
- Quetschungen mit Verletzung der Nerven
- Nervenschmerzen durch Schnitt- und Operationswunden

Schneidende Schmerzen, die durch eine Verletzung von Nerven entstanden sind, werden durch Hypericum zuverlässig gelindert.

Ledum

- Stich- und Bisswunden
- Verletzungen am Auge („Veilchen")
- Gefühllosigkeit und Kälte der Wunde
- bläuliche Verfärbung möglich

Obwohl sich die Verletzung kalt anfühlt, bessern kalte Umschläge die Schmerzen.

Bewährte Komplexmittel:

- Traumeel®, Arnica Pentarkan®S

Verstauchungen, Zerrungen

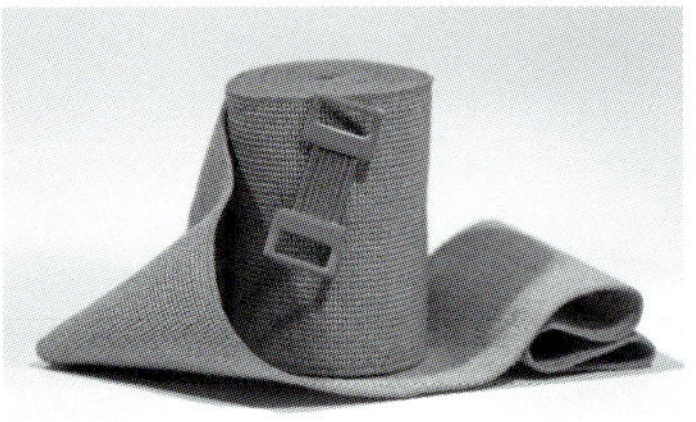

Diese Verletzungen bekommen Sie fast immer mit homöopathischen Mitteln ohne ärztliche Hilfe in den Griff. Wenden Sie zusätzlich unterstützende Maßnahmen wie Wickel, Kühlpacks etc. an.

Arnica
- sichtbarer Bluterguss
- Schmerzen wie zerschlagen
- Schwellung

Wie bei allen stumpfen Verletzungen sollten Sie Arnica als erstes Mittel einnehmen. Entsprechend der weiteren Beschwerden kann anschließend ein zweites Mittel erforderlich werden.

Ruta
- Überdehnung von Sehnen und Bändern
- Verletzung der Knochenhaut
- Schmerzen mit Steifheit

Ruta eignet sich gut als Folgemittel nach Arnica, wenn die Schwellung bereits etwas zurückgegangen ist.

Rhus toxicodendron
- Muskelzerrungen
- ziehende Schmerzen
- Schwellung, Röte und Hitze des betroffenen Gelenks

Obwohl die verletzte Stelle heiß ist, werden warme Auflagen als angenehm empfunden. Die Schmerzen bessern sich durch fortgesetzte Bewegung.

Bewährte Komplexmittel:
- Traumeel®S
- Synergon 97 Ruta

Verstopfung

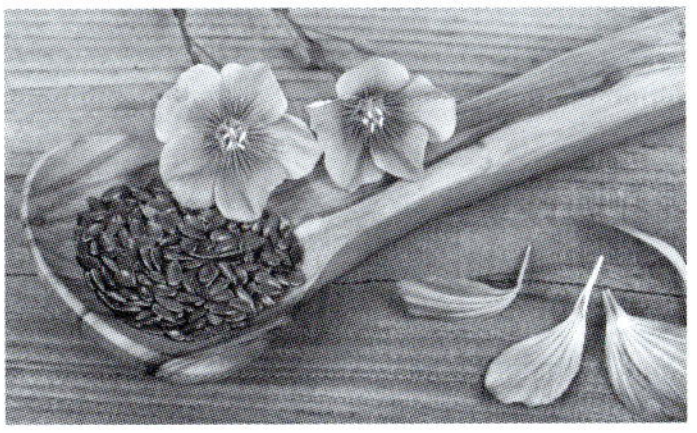

Homöopathische Mittel können eine Verstopfung lösen – Ernährungsfehler und einen ungesunden Lebensstil können sie jedoch nicht beseitigen. Achten Sie daher auf eine ballaststoffreiche Ernährung und ausreichende Bewegung.

Alumina

- vergeblicher Stuhldrang
- weicher kleinknolliger Stuhl
- Gefühl, als steckte der Stuhl im Darm fest

Alumina wird häufig bei Darmträgheit benötigt, die durch eine ballaststoffarme Ernährung bedingt ist.

Nux vomica

- trotz heftigen Stuhldrangs kann kein oder nur wenig Stuhl entleert werden
- Verspannung und Verkrampfung des Schließmuskels
- oft begleitet von Nervosität und Gereiztheit

Diese krampfartige Verstopfung kann durch vorwiegend sitzende Lebensweise oder Missbrauch von Abführmitteln entstehen.

Bewährte Komplexmittel:
Zurzeit können wir Ihnen keine Alternativen aus der Komplex-Homöopathie anbieten.

Wadenkrämpfe

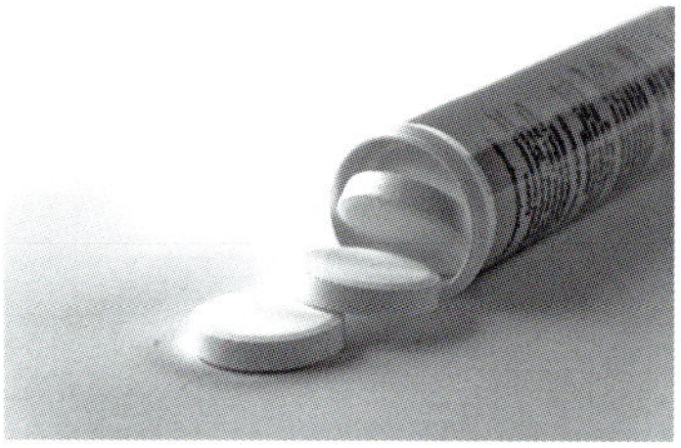

Wadenkrämpfe treten meistens auf wie Schluckauf: plötzlich und ohne erkennbare Ursache. Häufig steckt jedoch ein Mangel an Mineralstoffen dahinter. Achten Sie daher besonders auf eine ausreichende Versorgung mit Magnesium, z. B. in Form von magnesiumhaltigem Mineralwasser. Das richtige homöopatische Mittel wird zusätzlich die Krampfbereitschaft der Muskeln vermindern.

Cuprum
- nächtliche Wadenkrämpfe
- nach großen Anstrengungen

Außer Wadenkrämpfen lindert Cuprum auch Krämpfe in den Fußzehen und Fingern.

Magnesium phosphoricum
- heftige Krampfschmerzen
- treten blitzartig auf

Magnesium phosphoricum ist eines der hilfreichsten Krampfmittel. Wadenkrämpfe, die dieses Mittel erforderlich machen, bessern sich durch Druck, Reiben und Massieren.

Bewährte Komplexmittel:
- Synergon 132 Magnesium sulphuricum

Wechseljahrsbeschwerden

Die nachlassende Hormonproduktion führt zu den unterschiedlichsten Beschwerden, die bei jeder Frau anders ausgeprägt sind. Wählen Sie daher das Mittel entsprechend Ihrer persönlichen „Beschwerden-Schwerpunkte" und körperlichen Konstitution aus.

Cimicifuga
- depressive Verstimmung
- Schlafstörungen
- Angstattacken

Cimicifuga wirkt besonders gut gegen emotionale Beschwerden, die durch die hormonelle Umstellung in den Wechseljahren entstehen. Typisch ist dabei eine depressive Grundstimmung, die mit Angstgefühlen verbunden ist.

Pulsatilla
- Hitzewallungen
- Schweißausbrüche
- Weinen beim geringsten Anlass

Das Mittel passt besonders gut zu blonden, etwas pummeligen Frauen. Die Betroffenen sind launisch und bemitleiden sich selbst.

Sepia
- Hitzewallungen
- Abneigung gegen Sex
- Gefühl, als ob die Gebärmutter nach unten drängt

Sepia ist eher ein Mittel für den dunklen Typ. Häufig haben Sepia-Patientinnen Pigmentstörungen, die sich unter anderem als bräunlich-gelber Sattel auf der Nase zeigen.

Bewährte Komplexmittel:
- Klimaktoplant®N
- Bomaklim Hevert
- Kli.heel®

Zahnfleischentzündung

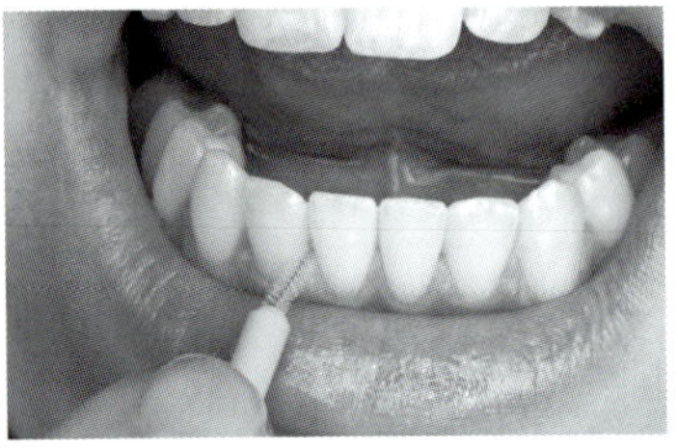

Das Zahnfleisch kann sich sowohl durch eine Infektion mit Bakterien als auch durch mechanische Reizung (Prothesen!) entzünden. Achten Sie unbedingt auf eine gründliche Mundhygiene, und spülen Sie den Mund mehrmals täglich z. B. mit Kamillen- oder Salbeitee aus. Homöopatische Mittel lassen die Entzündung schneller abheilen.

Belladonna
- akuter Entzündungsbeginn
- starke Rötung und Schwellung der Mundschleimhaut
- brennende, klopfende Schmerzen

Häufig ist auch die Zunge glänzend rot (Himbeerzunge), und es besteht großes Verlangen nach kalten Getränken.

Mercurius
- schwammig geschwollenes Zahnfleisch
- bläulich-rote Verfärbung
- Zahnfleischgeschwüre (Aphthen)
- starker Speichelfluss

Die Schleimhaut im Mund ist sehr berührungsempfindlich und blutet leicht. Häufig zeigt die Zunge Zahneindrücke.

Bewährte Komplexmittel:
- Borax Pentarkan®S

Zahnschmerzen

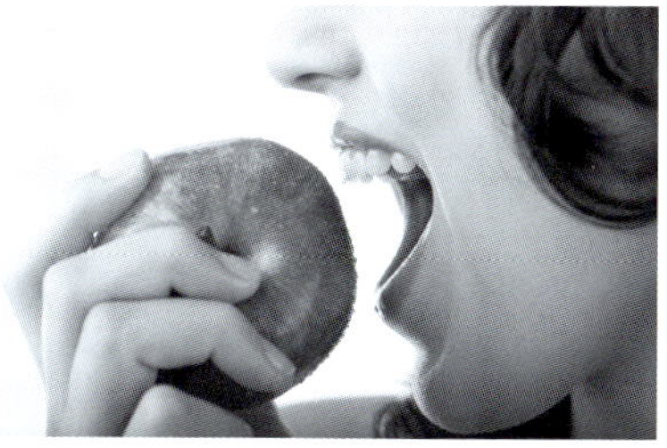

Natürlich sind Zahnschmerzen immer ein Zeichen dafür, dass mit Ihren Zähnen etwas nicht stimmt, und sollten für Sie ein Anlass sein, Ihren Zahnarzt aufzusuchen. Bis zur Abklärung können Sie sich jedoch wirkungsvoll homöopathisch helfen und den Einsatz von chemischen Schmerzmitteln vermeiden.

Belladonna

- schmerzhafte Schwellung der Wange
- klopfende Schmerzen
- jede Bewegung des Mundes verursacht Schmerzen

Belladonna-Zahnschmerzen kommen plötzlich und infolge einer Infektion (z. B. der Zahnwurzel). Die Pupille des Auges auf der betroffenen Seite ist geweitet.

Chamomilla

- unerträgliche Zahnschmerzen
- Schmerzen kommen anfallsartig
- große Gereiztheit

Chamomilla ist das bewährteste Mittel für zahnende Kinder, die vor Schmerzen nicht schlafen können. Es hilft aber auch genauso gut bei Erwachsenen, die Zahnschmerzen durch Karies haben.

Hypericum

- ziehende Schmerzen
- Nervenschmerzen nach Zahnwurzelbehandlungen
- Nervenverletzung nach dem Zähneziehen

Die Schmerzen können in den Ober- oder Unterkiefer ausstrahlen und werden durch Wärme oder Sonneneinstrahlung schlimmer.

Hersteller homöopathischer Einzelmittel

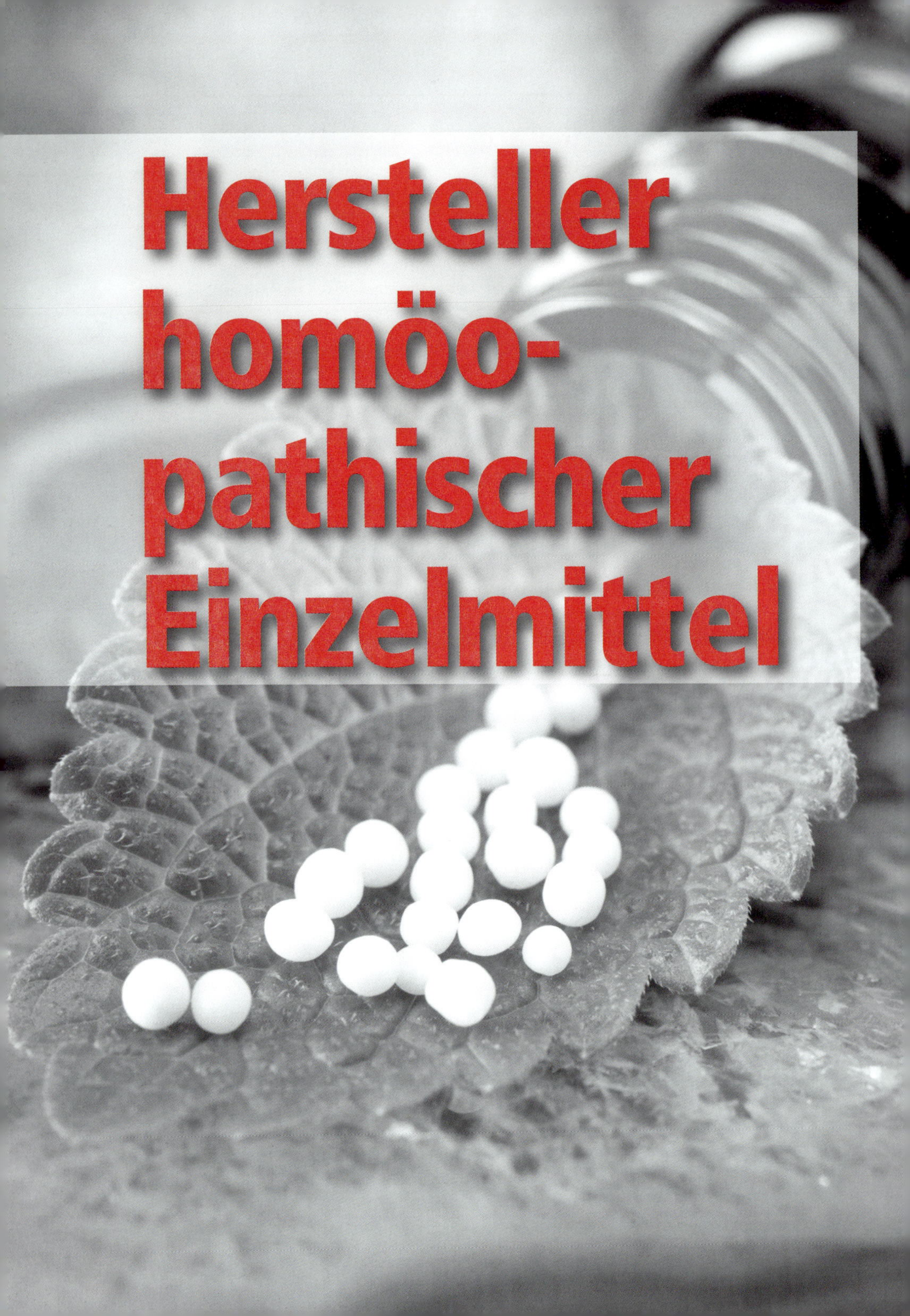

Hersteller homöopathischer Einzelmittel

D- und C-Potenzen:

Deutsche Homöopathie-Union DHU
Ottostr. 24
76202 Karlsruhe
Tel.: 0721-40 93 01
Fax: 0721-4 09 32 63
www.dhu.de

Staufen-Pharma GmbH & Co. KG
Bahnhofstr. 35
73033 Göppingen
Tel.: 07161-67 60
Fax: 07161-67 62 98
www.staufen-pharma.de

Homeoden-Heel
Kastelaan 76
B-9000 Gent
Tel.: 0032-9-2 65 95 65
Fax: 0032-9-2 23 00 76
www.homeoden.be

LM-Potenzen:

ARCANA Arzneimittel-Herstellung
Dr. Sewerin GmbH & Co. KG
Austernbrede 7 – 9
33330 Gütersloh
Tel.: 05241-9 30 10
Fax: 05241-93 01 50
www.arcana.de

Dr. Zinsser
Neckartor-Apotheke
Haus Neckartor
72070 Tübingen
Tel.: 07071-2 44 94
Fax: 07071-2 10 06
www.q-potenzen.com

Gudjons GmbH & Co. KG
Höfatsweg 21
86391 Stadtbergen-Deuringen
Tel.: 0821-4 44 78 77
Fax: 0821-43 84 44
www.gudjons.com

Hersteller homöopathischer Komplexmittel

Deutsche Homöopathie-Union DHU
Ottostr. 24
76202 Karlsruhe
Tel.: 0721-40 93 01
Fax: 0721-4 09 32 63
www.dhu.de

PASCOE pharmazeutische Präparate GmbH
Schiffenberger Weg 55
35383 Gießen
Tel.: 0641-7 96 00
Fax: 0641-7 96 01 09
www.pascoe.de

Biologische Heilmittel Heel GmbH
Dr. Reckeweg-Str. 2 – 4
76532 Baden-Baden
Tel.: 07221-5 01 00
Fax: 07221-50 12 01
www.heel.de

DRELUSO Pharmazeutika
Dr. Elten und Sohn GmbH
Marktplatz 5
31840 Hessisch-Oldendorf
Tel.: 05152-9 42 40
Fax: 05152-94 24 38
www.dreluso.de

Hevert-Arzneimittel GmbH & Co. KG
In der Weiherwiese 1
55569 Nussbaum
Tel.: 06751-91 00
Fax: 06751-91 01 50
www.hevert.de

Dr. Loges & Co. GmbH
Schützenstr. 5
21423 Winsen (Luhe)
Tel.: 04171-70 70
Fax: 04171-70 71 00
www.loges.de

Müller-Göppingen
Chemisch-pharmazeutische Fabrik Göppingen
Bahnhofstr. 33-35 + 40
73033 Göppingen
Tel.: 07161-67 60
Fax: 07161-67 62 98
www.mueller-goeppingen.de

Wala Heilmittel GmbH
Dorfstr. 1
73087 Bad Boll-Eckenwälden
Tel.: 07164-93 00
Fax: 07164-93 02 97
www.wala.de